Unlock Your Brain's Full Potential

7 Days to Enhance *Your Focus and Productivity*

大腦潛能

7天解鎖　最強專注力與生產力

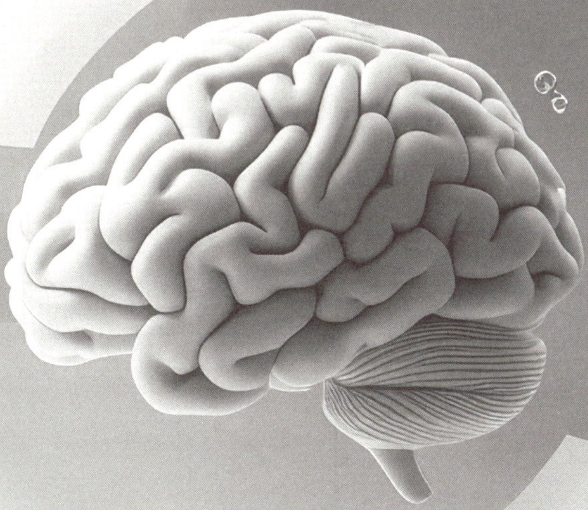

山田梨加

前言

在你的商務人生掀起大革命！

「我想要從現在開始，用最小的力氣，得到最大的工作成果。」

你或許是抱著這樣的想法拿起這本書的，而我是想要幫助你，才寫了這本書。

沒問題。

只要實踐這本書裡面的內容，你就能在工作上**拿出「遠遠超越自己想像的成果」**。

我現在透過商務培訓課程和商務溝通，幫助許許多多的上班族「提升工作成果」，從個人客戶到企業研修課程都囊括在內。

值得感激的是，到目前為止這22年來，我看過好幾個人，在參加過我的研討會或課程後商務表現好轉。

還有一件事我很在意，那就是**很多人都因為「習慣用腦思考」而未能抓住眼前的大好機會**。

儘管心裡想著「想要帶著自信工作」、「想要毫不猶豫地做出合理判斷並獲得成功」、「想要保持專注，提高生產力」，實際上卻**沒辦法進入良性循環**。

即便不斷硬撐、咬牙忍耐也沒辦法。

我想要做點什麼來幫助這些人，於是又鑽研了更多的國內外心理學、腦科學、哲學等古今中外各式各樣的學問，**創造出名為「催眠能量®」的方法。**

可能有很多人是第一次看到「催眠能量®」一詞，所以我在此簡單說明。

所謂的「催眠能量®」就是讓自己的腦「誠實」面對「真正渴求的慾望」，「愛自己的腦＝【盡可能地愛自己】」的方法。一言以蔽之，就是

「利用能直接影響腦部的『詞語結構』與『催眠』來瞬間改變腦部，並進一步將『消極腦變成積極腦』的重新建構法」。

沒錯！這就是本書的書名《大腦潛能：7天解鎖最強專注力與生產力》。

詳細內容會在進入內文後講述，這裡先來談談「腦部有無限可能性」這件事。

回到正題。

這個方法**「最主要的強項」**就在於

「透過自己過去的『挫折老師』（失敗者）和『做得好老師』（成功者）的資料庫，讓自己的頭腦變得前所未有地靈光」這一點。

不用去做任何完全陌生的事情或全新的事情，任何人都可以簡單且輕鬆、快樂地轉變。

當我把這個方法導入研修和研討會後，本來就表現亮眼的人又更上一層樓，過去一直停滯不前的人，則獲得了過去自己難以置信的豐碩成果。

這就代表，**你已經對充滿可能性的腦力有所「自覺」，喚醒了自己的腦部，讓它發揮出「最強 MAX 等級」的能力。**

換言之，就是實現「腦力覺醒」的人接二連三地出現了。

各位覺得如何？

搞不好有些人會覺得「怎麼可能會有這麼好的事」，因此我在這裡放上其中一小部分人的回饋。

- 我上過許多不同的能力開發研討會，而山田老師的研討會是我覺得最有趣的。而且在研討會隔週，我就拿下了高達100萬日圓的合約。（ATGW有限責任公司代表員工・宇野友稀・28歲）
- 在愉快地學習之後，我開始確信無限的可能性。能夠放棄管理職，成功創業，多虧了梨加老師！（空服員・M.T・47歲）
- 我原本因為沒辦法與自己不擅長應付的患者好好溝通而煩惱不已。上完課後，煩惱解決了，工作也變得更加愉快！（柔道整復師・菊地龍司・25歲）
- 我發現自己總是強迫員工接受自己的想法，當我開始

傾聽員工的想法後，自然而然就產生了好結果。（公司經營者・大村正勝・60歲）

- 這五年左右，我的人生出現了巨大的變化。當時心中那個「未來想成為的自己」真的化為現實了，非常感謝。（30多歲專業人員・育有1兒的母親K）
- 我找到了一種「自我開發與組織團隊建立的方法」，能把肉眼看不見的自己與對方的「個性」進行「視覺化」並靈活運用。（人事顧問・Ling.jp股份有限公司・枝廣綾子・54歲）
- 「Good & New」、「事前慶祝」、「感謝Rap」等等，做起來相當簡單，而當內心開始關注這些事情之後，必要的人事物就會自然而然來到我身邊。（業務・Keiko・50歲）

諸如此類，大家都因為「腦力覺醒」而過著每天都很充實的商務生活，以及人生。

而內文會藉由

第1天　喚醒「自信力」
第2天　喚醒「決策力」
第3天　喚醒「專注力」
第4天　喚醒「達成力」
第5天　喚醒「影響力1」（善用腦部性格的深入分析）
第6天　喚醒「影響力2」（給予腦部直接影響的催眠術）
第7天　喚醒「轉換力」

以上這七天的過程，讓你的腦部逐步覺醒。

除此之外，內文中還會使用一種能讓你實際感受到自身「變化」的腦力覺醒「填空卡」，請各位一邊遊玩一邊挑戰。

準備好了嗎？

那就讓我們立即出發前往充滿可能性的世界，踏上「腦力覺醒之旅」吧！

心靈創造家®　山田梨加

大腦潛能　目錄

序章

可以直接感受到變化！

第 1 天

喚醒「自信力」，擺脫缺乏自信腦

第 2 天

喚醒「決策力」，擺脫優柔寡斷腦

第 3 天

喚醒「專注力」，擺脫無法專注腦

第 4 天

喚醒「達成力」，擺脫無法達成腦

第 5 天

喚醒「影響力」，擺脫無影響力腦

第 6 天

滿足想要更多影響力的腦，進一步覺醒

第7天

喚醒「轉換力」，擺脫僵硬腦

內文插圖　松本UCHI
內文排版　喜來詩織（entotsu）

序章

可以直接感受到變化！

1 腦力覺醒後，惱人狀況就不會再出現！

「大家知道自己為什麼在工作上無法拿出預期的成果，或是職場人際關係不好嗎？」

在企業研修或我自己經營的心理商務學校™，我一開始就會問所有學員這個問題。

接著再問：

「大家認為腦在哪裡？可以用食指指給我看嗎？」

大部分的人都會用食指指向頭部。

看見這個情況，我說：

「各位知道真相後可能會嚇到，但是如果一直不知道真正的用腦方法，假設我們的整個身體是100%的腦，那麼你就只能使用**現在你的食指所指的部分腦，也就是3%的腦**過一輩子。」

「咦？咦～？開玩笑的吧！」

「咦咦咦——怎麼可能？」

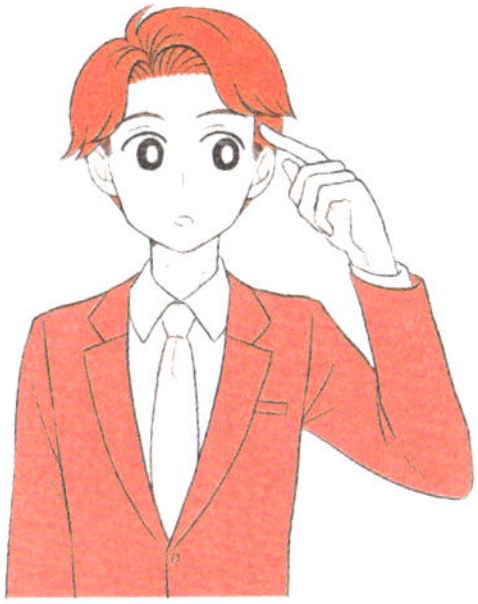

所有人都被嚇到了。接著我這樣告訴大家：

「儘管各位的腦力本來有全身100％這麼多，若是不知道如何使用，**光靠各位手指著的、那少少的3％腦力**……光靠這些腦力，**就想要解決眼前的工作或解決職場人際關係問題，不順利也是正常的，**對吧？」

「嗯嗯嗯，確實！」

大家一同點頭。

「接下來會為各位說明『催眠能量®』，並透過使用此方法的課程，**教導大家盡可能完全使用剩下的97％腦部，大幅提升自信力、專注力、達成力等生產力，讓工作和人際關係變順利的方法。**」

在我如此宣言後，第一次參加研討會、看起來有點緊張的人，以及**在公司的要求之下不得不出席、一臉不情願的上班族，眼睛都一齊亮了起來，開始注意我說的話。**

在「前言」也提過了，這本書的書名**《大腦潛能：7天解鎖最強專注力與生產力》，就是讓大家「自我察覺」充滿可能性的腦力，並喚醒腦部，讓它發揮出最強MAX等級的能力。**

腦部最喜歡有趣、輕鬆，以及令人開心的事情，所以在「腦力覺醒」之後，就算想恢復原狀，也沒辦法再回到以前辛苦的時候。

這就是接下來要介紹給各位的「最強腦力覺醒術」。

2 若是不突破「腦部守門員」，就無法進入腦部

「主人終於要使用最強MAX等級的我們了♪」

腦力覺醒之後，你的腦會感到非常高興，拿出無限的腦力讓你使用。

在此前提下，若想將100％最強MAX腦力活用在工作上，**就必須了解如何使用97%的「潛意識」。**

我們的「腦部組成要素」分為3％的「顯意識」以及剩下97％的「潛意識」。「顯意識」是自己已經認知到的意識。

而「潛意識」最近也有很多人有所耳聞。

這些被稱為「尚未被認知到的意識」，到目前為止都未被使用的97％大部分腦力就是「潛意識」。

「潛意識」是我們真正的腦力與智慧，也是隱藏著我們真正想實現的慾望、感情和真心話的部分。

為什麼會這樣呢？

那是因為，「顯意識」與「潛意識」之間存在一個腦濾鏡**「現實檢查機制（critical faculty）」**——

他會說：

「我才不可能這麼簡單，就讓你進入到那97%『潛意識』的！」

因為「有判斷事物是否能進入潛意識的『腦部守門員』存在」。

那麼，難道沒有什麼方法可以讓「腦部守門員」成為我們的夥伴，讓我們盡情使用「潛意識」嗎——？

當然有囉！！！！

而且比你想得還簡單！！

有一個方法一旦學會，「好棒！」的感覺就會一直延續下去。

在這之前，大家知道我們的腦部裡存在「原理原則」嗎？

它就是**「成功者統計學」，也是許多醫師、博士及學者分析前人的成功案例和失敗案例後，得出的「任何人使用這種方式都會成功」之結論。**

至今為止，它一直作為「腦部的原理原則」流傳在各處。

其中包含了「側寫」和「催眠力」。

第一個「側寫」是了解腦的個性，並配合該個性的特徵選擇詞語，進行溝通。

第二個**「催眠力」則是使用以「米爾頓語言」為首的催眠公式或催眠聲來進行的方法。**

只要是催眠療法師，應該都聽過吧，這就是將催眠權威米爾頓・艾瑞克森的成功治療法系統化後的產物。

它是幫助你突破阻擋你使用真正腦力的「腦部守門員」──現實檢查機制，讓你自由自在、用自己的方式愉快地盡情使用、玩轉腦力的聖經。

為了讓任何人都可以簡單、順利地學會這個方法，同時也為了它更容易實踐，**我將自己一直以來使用的各種諮商方法、培訓課程、療程、側寫及催眠，全部整合在一起。**

那就是**我將要在本書中介紹的「催眠能量®」**。

3 從22年臨床經驗中誕生的「催眠能量®」

我想應該有很多人是第一次聽到「催眠能量®」，所以在此簡單介紹。

一言以蔽之，「催眠能量®」就是

「讓腦力發揮到最強MAX等級的方法」，即「腦力覺醒術」。

這是我基於22年的臨床經驗和36萬次的側寫**所開發出的方法，適合日本人且具有即效性**。

至今為止，我都秉持著運用心理學、腦科學，「為許多人帶來精神、勇氣、靈感」的想法從事工作。

而我得出了一個結論，那就是使用上述這些的語言之根源——「催眠」具有「無限大的可能性！還有力量與能量」！

想要讓那個人露出笑容！想要拯救他！想要給他勇氣！

催眠能量®也許能夠在日本的商業界掀起歡快的革命也說不定！

「催眠能量®」就是這樣誕生的。

接下來要介紹的東西全都是我原創的。

雖然學習了國外的學問，但有些部分無論如何就是不適合日本人，於是我打造出了**能喚醒日本人的腦，讓腦感到震撼的原創手法**。

正文中會介紹上班族可以運用的「商務催眠能量®」和「商務腦會話®」。

詳細內容後面會說明，**這裡先告訴大家，催眠力不僅可以喚醒自己的腦力，也具有喚醒他人腦力的力量。**

4 用7天打造最優異且最強大的生產力

到這邊為止感覺如何？

或許仍有些人對不熟悉的「催眠能量®」感到困惑，但是沒關係！

接下來要介紹給各位的，都是有趣且能夠輕鬆做到的方法，請安心跟著我來。

事不宜遲，現在就來告訴大家，**用「催眠能量®」改變大腦的認知結構，「打造讓自己工作變順利，更容易拿出成果的現實」的具體方法吧**。

另外，如同「前言」所述，本書會透過「7天計劃」來進行。

第1天　喚醒「自信力」
第2天　喚醒「決策力」
第3天　喚醒「專注力」
第4天　喚醒「達成力」

第5天　喚醒「影響力1（潛意識影響等級1）」
　　　　善用腦部性格的深入分析
第6天　喚醒「影響力2（潛意識影響等級2）」
　　　　給予腦部直接影響的催眠術
第7天　喚醒「轉換力」

我會在以上這7天，利用簡單「填空式」卡片來進行介紹。

正文中**會介紹許多解決上班族第一線真實「煩惱」的「腦力與詞語使用方式」。**

方法也很簡單。

只要每天專注於一件事，持續進行下去就好。

用更簡單的方式說明這裡提到的「專注」，就是將意識集中於一件事情上。

比如說，想著「今天要專注在『決策力』上！」這樣就可以了！

立刻讓你成為我創造的遊戲中的男主角／女主角！

5 如果讓腦部變成未完成的狀態，就會湧現想要完成的慾望

「我能記得每天只專注於一件事嗎～？」擔心自己做不到也沒關係！

如果沒做到，明天再做就好。

你的腦比你想的還要聰明，腦只要看見一個空格「沒做完的事」＝因為「未完成」而出現的空格，就會湧現想要去完成的慾望。

換句話說，**腦會因為「想要填滿未完成的空格，去完成它！」而行動起來。**

因此能在7天內完成全部的計劃。

順帶一提，正文中使用「填空式」卡片遊戲的原因也在於此。

因為你的腦絕對會想把它填滿！

6 在他們之後，接下來就輪到你了！

這22年來，我為了用最快的速度喚醒大家的腦力，讓大家的工作和人生變得充實而四處奔走。

一開始合作的單位是醫療現場，工作人員總是在面對抱有負面情緒的病患，這些工作人員讓自己心情獲得滿足的同時，也能安心、安全地投入工作。

在醫療福利機構，參加我的研修的學員說：

「自從開始用『填空問題卡』之後，就覺得『這個方法怎麼會這麼棒』，**以往覺得很麻煩的病患，現在看起來就像嬰兒般可愛。**我變得開始能夠輕鬆地和對方聊天，結果病患也開始會指名要找我了。」（醫療法人・護理主任・30多歲）

「害怕被職場的醫師念，導致原本做得到的事情都做不好，總是在失敗。隨著填空遊戲的進行，我逐漸明白自己為什麼會『害怕』，**還學會如何在一瞬間發揮自己真正的腦力。**現在我已經可以輕鬆地和那位嚴格的醫師溝通、談論公事，也晉升為主任了。」（美容牙科・口腔衛生師・任職第3年）

他們讓大幅影響工作表現的「人際關係」好轉，獲得升遷、加薪，同時還可以從是自己想做的工作。不只是他們，

「原本遭到身邊人們反對，認為自己做不到而一度放棄，但是在填空的過程中，我產生了自己這次一定會達成的確信！」

負責管理3個醫療法人的社長醫師，**也達成了成為飛行員的童年夢想**，活躍於國外。

此外，也有一名女子從鄉下的牙科助理變成瑜珈老師，展開了夢想中的海外生活。從加拿大移居到澳洲，從事自己最喜歡的兒童教育相關工作，現在與伴侶一起住在最喜歡的澳洲，享受著**最精采、幸福**的生活。

這段期間，因為腦力覺醒而為工作和人生帶來巨大變化的人接二連三地出現，於是口碑漸漸傳了開來，透過病患和醫療人員的介紹，我開始為企業提供培訓、研修課程。

就這樣，原本只是個小小醫療人員（而且還不是醫師）的我身上，**發生了與知名企業結下緣分，甚至開設研修課程的奇蹟。**

被委託負責大企業經營者之研修班的奇蹟。

而現在，我在對當地人、食物、土地一見鍾情的福岡，接到開辦研討會的邀請，於董事長等級的眾經營者面前演講，奇蹟至今仍然持續著。

這也是因為**我實行了「超級愉悅快樂腦」所創造出來的「腦力覺醒術」。**

雖然簡單，但效果極強！**用一點點的力量獲得豐碩的成果，也是我們原本的用腦方式。**

事不宜遲，就讓我們從第1章開始吧！

第 1 天

喚醒「自信力」，擺脫缺乏自信腦

在商務場合裡，有「自信」這件事可以說是相當重要的。

然而事實上，日本人是最缺乏「自信」的人。

經過在全世界擁有6億7500萬用戶的商務社群平台「Linkedin」調查，在加拿大、美國、英國、中國等22個國家中，日本「在工作上取得成功的自信」敬陪末座（來源：Linkedin「關於在工作上想要實現的機會之調查」2020年）。

因此，第1天要進行的功課，就是喚醒能夠成為「腦力地基」的「自信力」。

這裡要著手打造滿足大腦基本需求的地基，同時逐步建構「自信力」。

絕對不會要你靠著勉強、忍耐、過度努力，展現出「虛有其表的活力」。

也絕對不會要你拿出「虛有其表的幹勁」，使你進一步失去自信力，請放心跟著我做。

第1天

1

無意識的「腦內錯覺」會扯上班族的後腿

第1天，要來談談不管發生什麼事，大腦都只能往好的方向思考的「自信力」。

一言以蔽之，「自信力」就是無論面對什麼樣的狀況，「都能完全相信自己的腦力」。

「自信力」也與「腦力」大有關係。

為什麼要在第1天談論「自信力」呢——

因為「自信力」是腦力覺醒的第一步，也是最重要的要素。

話說回來，你認為在談論「工作能力好不好」、「工作效率好不好」、「有沒有做出成果」之前，最重要的事情是什麼呢？

那就是**自己身處的環境是不是愉快的環境。**

你可能會想：「咦？在說什麼幼稚的話啊？」

的確，你會這麼想也是無可厚非的。

「不管『開心』還是『不開心』，我都想拿出成果！也想獲得財富與地位！」

或許也有人是這麼想的。

但是，每天在職場或工作上是感到愉快，還是感到無聊，都會影響我們腦力的覺醒程度，進而決定你的「自信力」。

換句話說，

就是關係到「無論面對什麼樣的狀況，都能完全相信自己的腦力」。

假設我們在大腦缺乏「自信力」的狀態下工作。

如此一來，腦中就會傳出這樣的聲音：「自己什麼都不是，所以才做不好工作。或許自己根本沒有存在的價值吧……」

明明原本可以運用無限的可能性，做到所有自己決定要做的事情。

然而在這種狀態下，我們會在無意識中產生負面的腦內錯覺。

詳情之後會說明。之所以會這樣，是因為**腦具有把一開始決定的事情或關注的焦點鎖死的機制。**

如果缺乏「自信力」，腦就會超乎想像地專注於「痛苦、難過、疲憊」上。

而且，一旦習慣了缺乏「自信力」的狀態，**腦就會陷入一種無論以後工作多麼充實、多麼開心、狀態多麼好，都無法看見正面事情的狀態。**

「雖然有一瞬間覺得還不錯，但工作果然是『痛苦、難過、疲憊』的！」

腦已經被設定成會在無意識中勉強、忍耐、過度努力的狀態。

腦會全速運轉，試圖從眼前的現實中刻意找出「痛苦、難過、疲憊」的事件或資訊。

於是，明明實際上是「既充實又開心」、「狀態絕佳」，腦卻會把你的日子變得「痛苦、難過、疲憊」。

如此一來，你當然會變得無法相信，招致了這種狀況的自己。

對上班族來說，為了避免腦產生負面的錯覺，喚醒「自信力」是非常重要的。

另一方面，當「自信力」覺醒，抗壓能力也會變強，有助於提高心理健康度。

當「自信力」進一步提升，你就會漸漸覺得周遭環境是愉快的。

第1天 2

任何場合都能發揮實力的人，就是這一點不一樣！

我要在這裡說一句真心話。

如果我是政治家的話，我會懇求政府在日本的義務教育中導入「自信力」覺醒教育計畫！

或許有些人會覺得我說的話很荒唐、不是真實的，但我是認真的。

為什麼我會這樣說呢——？

這和前來參加我的心理商務學校™的上班族有關。

目前有20多歲到50多歲的上班族，在我經營的心理商務學校™上課。在學員剛入學的時候，或是第一次上課前，我會請他們做以下問卷。

- 你最大的問題是什麼？
- 修畢學校課程後，你希望得到什麼？

有超過50%的人回答如下。

・希望能更有自信地行動。
・我是為了建立自信而參加的。
・我認為有自信之後，就會有更多想做的事。
・我認為有自信之後，就不會為了人際關係煩惱。
・我認為有自信之後，就不會有壓力。

換句話說，就是**「我沒有自信」所以「請給我自信！」的意思。**

不僅如此，
「咦？他不是在那個所有人都用過的世界頂級外資網路購物公司擔任主管嗎？」

「咦!?他不是在那個令人嚮往的大型航空公司工作，還是管理職嗎？寫自己沒有自信，是騙人的吧？」

在一流企業工作，還擔任管理職，薪水、地位、待遇都屬於前段班的人，也明確表達了自己「沒有自信」。

這種事一點也不稀奇。

在其他的管理職研修課程上，32名管理職學員，有24人說自己沒有自信。

這種時候，就要進行接下來要介紹的「自信力」覺醒填空卡片遊戲。

「不是啦，老師！我不是在顧慮或謙虛，是真的沒自信啊！」

玩了這個遊戲之後，一名帶著些許怒氣的董事長等級管理職學員，如此回答道。他也對成果感到驚訝，並表示：

「有了自信力之後，就連心情沮喪的時候，也像是理所當然般地注意到，原來周遭人們的身上一定有優點。**發現自己過去總是擅自誤解身邊的人，把自己搞得不開心，自己傷害自己。**」

此外，我還收到了以下報告。

「過去總是覺得自己還不成氣候，沒有自信，但在擁有自信力之後，我被調到了公司集團旗下自己一直想擔任的職位，而且還升遷了！」

從下一篇開始，不管你身處什麼樣的職場環境、擔任什麼職位，我都會讓你搖身一變，成為隨時隨地都擁有源源不絕「自信力」的快樂上班族！

第1天 3

光是「7個字」就能發揮極大效果！

接下來終於要開始進行喚醒腦部自信力的遊戲了。

首先，就讓我們從基本中的基本——**7個字的奇蹟**開始說起吧。

這是誕生自我的實際臨床現場與經營現場的奇蹟。

當時在老家，我的父親因為人太好，遭遇了對醫療法人經營者而言史上最糟糕的情況。

我的父親是口腔外科醫師，白手起家創立了醫療法人，但是有一陣子發生了3起盜領公款事件，經營狀況因此陷入谷底。

我也曾作為口腔衛生師，從旁協助父親的工作，那段日子真的相當難熬。

但是某天，我發現了一件事，那就是**「我很痛苦，但是父親比我更加痛苦，或許已經喪失了自信」**。

於是我開始思索「自己能做些什麼」，最後想到的就是喚醒「自信力」的簡易催眠力──「太好了」、「恭喜」、「謝謝」。

從此以後，不管發生什麼事，我都把這幾句話掛在嘴邊，結果父親和我都產生了源源不絕的「自信力」，變得能夠愉快且朝氣十足地工作，為社會貢獻。

儘管後來也發生了很多意外狀況以及讓人痛苦、悔恨的事。

「太好了」、「恭喜」、「謝謝」，
這些文字加起來剛好是7個字。

拯救並支援我們父女倆的，就是直接傳遞給潛意識的這7個字，它簡直就是一種「催眠能量®」。

接下來要介紹的填空卡片就會應用到這7個字。

用什麼都可以，請在一張紙上寫出以下話語。記得預留可以針對每個問題寫下答案的空間。

・有什麼事情曾經讓你覺得「太好了」?
・有什麼事情讓你覺得值得說「恭喜」?
・有什麼事情讓你覺得值得說「謝謝」?

請針對這些問題寫下你的回答。

在研修課程上，學員會一邊進行小組討論，一邊填寫卡片，就連不善表達、內向害羞的學員也能夠好好地與大家分享交流。

使用這個「填空卡片」，會更容易面對自我，與自己的腦對話。

此外，**因為有空格，所以會提高大腦想要填滿空白處＝填空，把未完成的部分補足的慾望會愈來愈強烈。**

而且，這些都是只會帶來正面、幸福事物的行動，所以能夠自然而然地創造出自信力。

雖說如此，但應該也有些人可能沒辦法一下子就想出答案。

因此自下一篇起，會介紹使用這7個魔法文字「太好了」、「恭喜」、「謝謝」的遊戲。

透過這個遊戲，我們會更容易說出這7個字。

全部都是馬上就能學會的簡單遊戲。

請大家帶著輕鬆的心情嘗試看看。

第1天 4

光是改變腦的第一關注點，就能成為「能幹」的人

接下來，要介紹使用7個魔法文字中的第一個詞語「太好了」的遊戲。

你曾經這樣想過嗎？

「啊～今天什麼事都做不好～」

或是

「又犯了同樣的錯誤。我為什麼會做出這種事？要是當時那樣做就好了～」

「為什麼會說出這麼過分的話！想起那個人，又開始不爽了～」等等。

我以前只要一個不注意，就會**一直關注**

- **不好的事、沒達成的事**
- **一想起來就會瞬間失去自信的事情**

只要一想起不好的事、沒達成的事或負面的事，就

會引發連鎖反應，一直想起類似的事情，讓自己愈來愈沒自信。

這種現象就是前面提過的**「腦內初始聚焦」。**

讓我們來更深入聊聊這個機制吧。

腦會「鎖定」一開始決定好或關注的事情。

腦是一種老實到不能再老實的東西，它會忠實且拚命地找出與主人一開始「鎖定」的東西相似的過去事物，或是與「鎖定」的類型相似的過去事物。

舉例來說，如果「腦的初始聚焦」是不好、做不到、負面，腦就會找出過去

→「不好、做不到、負面」的事情，變得進一步阻礙「自信力」。

另一方面，只要把腦設定成「去尋找」能喚醒「自信力」的「好事、達成的事、正面的事」，腦就會去收集許多過去的

→「好事、達成的事、正面的事」。

接下來要進行的填空卡片遊戲「用GOOD找出各式各樣的NEW」，就能夠運用腦的這種特性。

這個遊戲的根基源自發生在美國貧民窟的故事。

有一天，一名老師到美國貧民窟的學校任教。

他遇到了家庭和城鎮都破敗不堪、不受家人疼愛、對將來不抱希望、內心空洞的學生們。

據說這位老師一邊與學生們玩傳接球，一邊問道：

「你有遇到什麼好事嗎？」

「你學會什麼事情了嗎？」

於是，原本連怎麼說話都不記得、眼中沒有希望的學生們，**後來就自然而然地能夠把焦點放在「好事」上說話了。**

開始留意到自己「做得到的事」之後，他們找回自信，笑顏逐開，回歸社會，成了社會人士。

我就是從這個故事中獲得了靈感，並創造出「用

GOOD找出各式各樣的NEW」這個遊戲的。

玩法很簡單。請各位盡可能回想起最近發生的好事，以及自己達成的事。

接下來，記住以下2個重點，開始進行腦中探索！

第1個重點是，**盡可能運用最近發生的事以及新鮮的記憶（24小時之內發生的事件）！**

如同先前所述，腦一旦認知到眼前的事件，就會瞬間想起儲存在腦中的過去事件。

同時，為了讓之後搜尋時更容易想起來，腦還會瞬間為事件貼上「這是負面的！」、「這是正面的！」類似這樣的標籤。

貼上正面標籤的新鮮資訊會自動儲藏至腦的正面資料夾，而貼上負面標籤的新鮮資訊則會儲藏至腦的負面資料夾。

如果養成了貼「負面」標籤的習慣，就會漸漸塞滿負面資料夾，要是不運用特別的療法或手法改變認知結構，會很難去變更腦中的資訊。

為了在事情變得無法挽回之前，養成用正面角度看待事情的習慣，就讓我們從24小時內發生的、盡可能最新的正面快樂標籤開始尋找吧。

第2個重點則是，**將「腦內初始聚焦」設定成快樂的內容！**

簡單！腦力訓練

用GOOD
找出各式各樣的NEW

盡可能最新的
好事、達成的事

ex. ※這裡只是舉例，請各位自由思考（以下皆同）

- 在鬧鐘響之前起床。
- 剛才經理稱讚我「表現很好」。
- 後輩對我說「如果有我幫得上忙的事，歡迎隨時找我」。

對腦宣告「關注好事和達成的事」之後，就開始搜尋好事和達成的事吧！

「宣告」是關鍵。

接著再問腦：「剛才有發生過令人開心、快樂、喜歡的事，對吧？」

「最近有遇過感動的事，對吧？」拜託腦去搜尋愉快的事情！

還有還有，請像這樣再次拜託腦去搜尋看看：

「剛才也發生過現在想起來還會嘴角上揚或笑出來的事情，對吧！」

或是

「『出現吧！』光是想起來心情就會變好的內容。」

「很棒、很棒！這些都超棒！全部OK！」

一邊為腦加油打氣，逗他開心，一邊自由寫下浮現在腦海中的事情，填滿空白處就可以了。

就這樣，很簡單吧？

或許有些人會覺得：「對腦提問的用詞好奇特！」

這是利用**催眠能量®**的特殊表達方式來刺激腦，喚醒腦力的用詞。

不用動腦思考，請先像小孩子玩遊戲一樣，照著讀讀看吧。

從腦的角度來看，其效果也相當顯著。

1 **養成在工作上認知或體驗到某件事的時候，立刻貼上愉快標籤的習慣。**

2 **將擁有「自信力」覺醒的腦，以歡樂、開心、喜愛的心情度過每一天。**

3 **面對職場同事、結構、體驗，能夠自然而然地把焦點放在好事、達成的事上，因此工作時能**

保持冷靜、溫和。

4　在職場上經歷各種事情時，「自信力」都會將腦部重新建構成覺醒的腦。

各位覺得怎麼樣呢？

像這樣持續在卡片上填空，之後不管遇到多嚴重的負面事件，都可以用正面的角度看待。

無論遇到的負面事件情況有多糟糕，你都能認為「其中一定也存在某些好事、達成的事，帶有正面的意義～！太棒了！」

因為隨著填空遊戲的進行，你會意識到，腦一直以來都只用負面的角度去看待、聽聞和感受，只用這種消極的方式面對事情。

與此同時，**你也會逐漸理解，原來還有一個只以正面角度去看待、聽聞和感知事情的世界存在。**

我也是在意識到這一點後，

才被那個出現在我眼前的世界所感動。

「原來我以前都是刻意只從負面的角度看事情。真是可惜啊～」

「原本誤以為是負面的事件，重新用正面的角度看待之後，就發現一切都是由正面元素組成的，人生真是美好！」

神奇的是，持續愈久，就愈能夠聚焦於自己周遭人們的超級愉快焦點。

回過神來，你已經變得善於稱讚他人，人際關係正在往好的方向前進。

心理商務學校™的學員也表示：

「以前明明那麼生氣，但是在模仿梨加小姐說話，並進行卡片填空之後，怒氣就神奇地消失了！」

「就算公司裡有討厭的人、工作內容很辛苦，也一定會有好的事情、快樂的事情，腦會自動幫我搜尋，所以明明待在同樣的職場、做著同樣的工作，最近討厭的人和辛苦的工作卻都消失不見了。真是厲害！」

「會讓自己失去自信的心聲和觀點改變後，才發現原來自己擁有許多優點，也達成了許多事，**『自信力』持續保持在覺醒狀態，所以我能夠把這些都當成人生的運動，繼續做下去！**」

諸如此類，我不斷收到學員身上出現正面變化的報告，因此請各位務必一試。

第1天 5

預先為自己希望發生的事情慶祝！「快樂滿分的預祝派對」

下一個遊戲是運用7個魔法文字中的第2個「謝謝」的遊戲。

其名為**「快樂滿分的預祝派對」**。

這個遊戲會以「時間從未來流向現在，再流向過去」，也就是以想要的東西和想實現的夢想都會實現為前提，提前進行慶祝——

如此一來，就能**將實現夢想所不可或缺的動力，以及開心的情緒提升到最高，用最短速度迎來實現的那一天。**這就是活用「腦力覺醒」的腦力訓練3部曲中的第2個遊戲。

這個遊戲的玩法也非常簡單！

只要在你腦中浮現自己想要的東西、想達成的目標的瞬間，將句子改成過去式就好。

把句子改成過去式，就等於這件事已經達成。

此時湧現的「開心」、「恭喜」等「喜悅的情緒」會喚醒你的「自信力」，最後提升你的「自信力」，再進一步使夢想變得更容易實現。

順帶一提，**預先為未來的事情慶祝，稱為「預祝」。**

自古以來，神社都存在祈求明年能有豐碩的收成，預先慶祝豐收的習慣，也就是「收穫祭」。

現代也會為了明年的收成而舉行祭典，對吧？

儘管當下並沒有豐碩的收成，也要事先慶祝，期望未來能有豐碩的收成。

而在現代，我們要為了讓不知道是否會發生的事情化為現實，**預先對腦下達命令**——

這就是會直接對腦帶來影響的催眠能量®之基本法則，只要這麼做，就可以自由自在地操縱潛意識。

重點就只有把「希望未來會發生的事」說出來。

雖說如此，認為「好像只是在隨口說說那些還沒實現的夢想和目標，總覺得提不起勁～」也沒關係！

總之，就把它當作小孩子的遊戲，用玩「扮家家酒」的心情，試著問問腦關於「你希望未來會發生的事」，了解一下它究竟「看見了什麼、聽見了什麼、感覺到了什麼」吧！

光是這麼做，腦中就會預先產生錯覺，以為那些尚未實現的夢想和目標已經實現，不久後，腦就會親臨實現夢想和目標的現場，湧出源源不絕的喜悅情緒。

接著腦會想：「奇怪～ 主人這麼說，感覺好像是已經實現了，可是現實中還沒有實現耶。**要怎麼做才能消除這道鴻溝，讓事情實現呢？」開始高速運轉。**

如此一來，腦就會想要快點讓身為主人的你開心，「預祝」的內容會創造出能夠誘發「用最快的速度實現預祝內容的發言和行動」之選項，為你牽起緣分。

最後，由緣分牽起的人際關係中出現的各種化學反應，會成為讓「預祝」的內容化為現實的力量，**讓你用最快的速度，實現「你希望未來會發生的事」。**

簡單！腦力訓練

快樂滿分的預祝派對

現在浮現在你腦海中的想要的東西、未來、夢想是什麼？

ex. 要是公司風氣能讓人沒有心理壓力地請特休就好了

- 現在公司竟然轉變成能夠輕鬆請特休的風氣了，所以上個月我去摩納哥度假了2週！也在今天申請了之後要去夏威夷旅遊的特休。現在公司裡的大家，都興奮地談論著下一次的旅遊計畫呢。

補充

再提供一個能提高預祝派對效果的重點！
除了你想要的東西、浮現在腦海中的愉快未來和夢想以外，
也試著把你覺得，
【真好～】、【好羨慕】
【有點令人嫉妒】
【要是我也～就好了～】的內容加上下面這個詞語。

＋

已經！

只要加上去就好

在心理商務學校™和團體研修時，
開始上課前我會先問一句：
「各位，準備好上課了嗎？」

接著大家會回應：
「恭喜、謝謝、乾杯～」
我們會準備好慶祝夢想實現時會喝的飲料和酒杯，透過乾杯的回應，讓學員們在腦中牢牢記住這種感覺。

此外，**藉由舉行預祝派對，聽聞已經實現目標的夥伴的事蹟，腦中就會產生好像是自己實現目標的的錯覺，彷彿自己也實現了目標一樣。**

一開始大家的情緒會有點高亢，很多人會被嚇一跳，不過只要先跟著做，就會有愈來愈多學員發生以下這些事。

・客戶的銷售額提升了3倍以上
・每年都像理所當然般地晉升和加薪

- 接到企業合作案，從月收入100萬日圓變成1000萬日圓的玩家。
- 在工作上晉升到一直很想做的職位

我自己也是在這10年內一直舉辦預祝派對，因此接二連三地達成目標、實現夢想。

下一個就是你！

請和我們一起享受其中吧！

第1天 6

不斷加薪、升官！在想做的工作上表現亮眼！「感謝Rap」

到目前為止感覺怎麼樣呢？

有沒有覺得腦中開始活動，並且出現了難以言喻的變化呢？

最後一個，是運用能夠讓腦中充滿「自信力」的2個魔法文字「謝謝」的卡片填空遊戲——「感謝Rap」。

接下來要介紹讓自己維持在最棒且最快樂的狀態，同時進一步喚醒「自信力」的進化版催眠能量®。

這是其中一種腦內覺醒方法——正向思考，**也就是把「自信力」喚醒至最大程度的對腦命令句**。詳細內容會在第7天的部分解說。

這個方法只需要在事件中加上「謝謝」或「一切OK」之類的感謝句或肯定句就好。

舉例來說，

「無論何時，無論遇到什麼狀況，我都擁有最棒、最強的價值，所以萬事OK！一切OK！」

不管遇到什麼樣的困難，都能夠心想：

「現在，我正處於自己的英雄故事迎來高潮之前的修練期，要提高自己的等級～敬請期待！謝謝！樂意之至！」

「這次遇到的困難正是主角與怪物對峙的高潮場面，是最精彩的一刻，真棒！畢竟我是擁有價值、獨一無二的存在！」

「區區一、兩個問題，對我來說剛剛好。這是在成功之前令人愉悅的調味料、香料！謝謝你為我加油，把氣氛炒到最熱！」

諸如此類，與其用誠懇、認真的態度說「謝謝」，不如用「輕鬆」、「耍帥」的感覺說「謝謝」！

如此一來，**腦就會更加開心，老實地聽從命令，於是現實世界就會逐漸往好的方向轉變。**

簡單！腦力訓練

感謝Rap♪♪♪
耶～♪♪♪

感謝

★對已經發生的事
說謝謝。

★對再度遇見的
事情表達感謝。

感激

一直以來謝謝你

★感謝每天幫我們
打掃環境的人、
站務員、
便利商店店員。

★訊號先生，
感謝你把全世界的人
連結在一起。

謝謝你們

★這真是太棒了。
謝謝你告訴我。

謝謝你告訴我

★謝謝你在我絆到東西、
差點跌倒的時候，
告訴我要好好看著前方走路、
腳步放慢一點，小石頭。

無論是興高采烈、一切順利的時候，還是遭遇史上最慘的挫折時，讓上班的每一天變快樂或變無趣的，都是「自信力」。

無論是沒辦法做自己想做的工作或職位時，還是被主管或客戶批評，感到消沉時。

無論是對下屬不懂察言觀色的行動或發言感到生氣時，還是事情沒能發展成自己期望的狀況時。

我在研修課程上，經常對抱有這些煩惱的客戶說，我自己是**因為「自信力」覺醒**，才讓活得很辛苦的自己變得稍微輕鬆了一點。

只要有「自信力」，你甚至可以讓自己以前遭遇過的壞事和痛苦，自然而然地全都**變成「給予周遭人們勇氣的話語」。**

只要有你在，你甚至能僅透過對話，自然而然地給予周遭人們勇氣，為他們的未來提供幫助。

如果覺得很難的話，只說「太好了」、「恭喜」、「謝謝」這7個字也OK！

不用把這7個字寫出來，只要「開口說」，是不是很輕鬆呢？

這非常容易持續，所以我很推薦。

好了，第1天就到這裡結束。

試著做做看腦力覺醒術的「1日1覺醒」，當7天以後，聚焦於「自信力」的日子又來臨時，請各位務必有意識地進行喔。

第 2 天

喚醒「決策力」，擺脫優柔寡斷腦

第2天的任務是喚醒「決策力」。

「想東想西，沒辦法做決定，無法往前邁進。」

或是即便做了決定，

「依然會感到不安與擔憂，思考這個決定真的做對了嗎？並且經常感到後悔。」

結果導致許多上班族都因為工作拿不出成果、拿不出實績而煩惱。

招致此情況的原因是「做決策前，不知道以何為基準進行判斷」，也就是「**腦袋還沒整理清楚**」。

當類似的經驗不斷累積，就會養成習慣，逐漸形成「優柔寡斷腦」。

接下來要介紹的是，讓你學會做出對你而言最佳的「好決定」的遊戲。

而且，這會是一段會找到「許多會讓腦開心的事情」的時間！

就讓我們快點開始吧。

第2天

1

「總是抓不住機會」是必然的嗎!?

每個人都會在工作上或私事上遇到

「現在正是好時機！衝啊～！！！」的機會。

然而，即便已經預感到這是最佳機會，也知道前進是OK的，還是無法勇敢邁出腳步。

此外，看似機會，實際上卻是「圈套」的事情，也是上班族人生的必經之路。

還有，原本認為這麼做是好的而下了決定，實際做了之後，你的腦卻在「勉強自己」、「咬牙忍耐」、「過度努力」。

在這種情況下，根本得不到多少你所期望的成果或報酬，而且還會在人際關係方面嘗到苦頭……

大家應該都想事先預防這種會讓人感到後悔的「決定」吧？

會演變成這種狀況，**都是因為你不知道「做決策的方法」**。

・腦袋根本還沒整理清楚
・不知道該以什麼基準來做選擇、做決策

而接下來要介紹的「決策核心系統」將能解決這些問題。

第2天 2

了解「決策核心」的人，總是清楚自己「該做什麼」

如同先前所述，之所以無法下決定，是因為腦袋還沒整理清楚。

而且不知道該以什麼基準來做選擇、做決策。

而「決策核心系統」可以解決這些問題。

這是一種當我們在做決策時，能讓腦更有效、更容易在無意識之中，運用能大幅影響決策的「決策核心」之系統。

要打造這個「決策核心系統」，首先必須找出散落在你腦中的「決策核心」，也就是在做決策時非常重要核心部分。

腦的決策系統

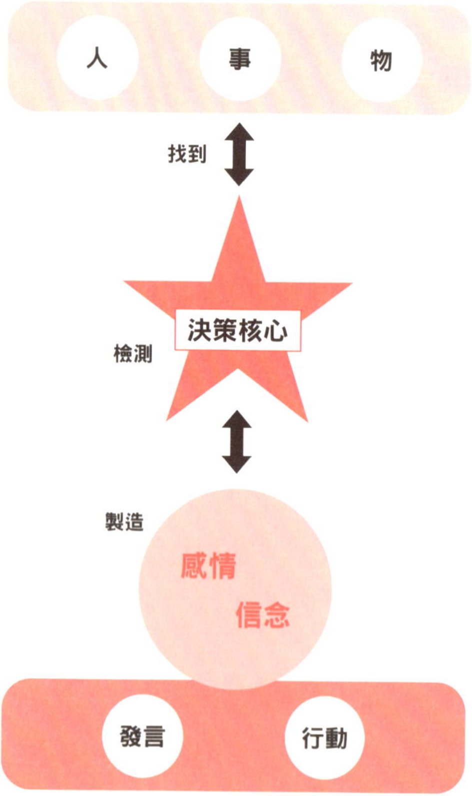
人
事
物
找到
決策核心
檢測
製造
感情
信念
發言
行動

舉例來說，當我接到大型工作委託，思考要不要接下來時，我最重視的是「愛」。接下有「愛」的公司和工作，事情就會自然而然地順利進行。然而不知道為什麼，如果這間公司或這份工作重視的不是愛，而是我的「決策核心」——腦中所沒有的「權力」、「效率」、「節省」，事情就不會順利。

所以「愛」就成了我的決策關鍵字，也就是「決策核心」。

舉個可怕的例子，假設你在不知道自己的「決策核心」的情況下工作好了。

在這種情況下，你那存在於97％潛意識裡的自我風格就會變得曖昧不清。

圖中★記號下方的「感情」、「信念」，「發言」與「行動」也會曖昧不清。導致你在工作中渾渾噩噩。

最後，你會無法產生工作的充實感，也無法得到滿足，陷入總覺得煩悶不安，和壓力逐漸增加的狀態。

腦能量

左右工作成果的〔感情〕與〔信念〕

感情 ＝（心情、情緒）

煩躁・興奮

憤怒

喜悅

悲傷

開心

恐懼

充實

心碎

療癒

罪惡感

興高采烈

信念 ＝（想法、偏見）

自己的
用腦規則

「我辦不到」

「因為是我，
所以辦得到」

「我沒有價值」

「我光是存在，
就是最棒的！」

「因為沒有〇〇
所以討厭」

「因為有〇〇
所以喜歡」

簡單來說，**「決策核心」是會創造出你在工作上的「感情」和「信念」，並進一步創造出言行的腦部司令塔的「超級大BOSS」。**

現在請你和我一起，從腦中找出腦部司令塔的超級大BOSS「決策核心」並進行整理，喚醒容易「做出決策」的腦吧。

首先，要透過「腦內搜尋工作」弄清楚你的「決策核心」。

腦內搜尋工作

從現在的事業階段
找出重要的東西！

ex. 在公司接到了重大案件

我在「工作」上最重視的東西是什麼？

愛	金錢
感謝	生產力
信任關係	感情
開心	幸運
有趣	重視我的人
美麗	相處時能感到安心的人
熱情	積極的人
受歡迎	穩定感
時間	至高無上的幸福感

＊請將浮現在腦海中的詞語直接寫出來

這些全都是
【決策核心】

左頁的腦內搜尋工作在尋找的，就是能讓你在現在的事業階段做出「會開心的決定」，潛藏於潛意識中的大量「決策核心」。這個工作就是要從中找出對自己而言不可或缺的「重要之物」，以及關鍵的「決策核心」。

把浮現在腦海中的東西直接寫出來吧。

如此一來，**被埋沒、沉睡在潛意識中的「決策核心」就會「視覺化」。**

重複問這個問題愈多次，就愈容易找到真正重要、只屬於你的「決策核心」，而不是你原本以為很重要的冒牌貨或場面話。

第2天 3

只要做了這件事，不管承受什麼樣的壓力，都能貫徹自我

你剛才針對「我在工作上最重視的東西是什麼？」這個問題所想到的詞語，就是對你而言積極、重視且有興趣的，重要的「決策核心」。

關於腦內搜尋工作，它具有將其「淺顯易懂地視覺化」的效果。

接下來，我們要將你寫出來的這些「決策核心」，整理成方便在日常工作中運用的排行榜形式。

社群網站、電視或雜誌之所以經常出現「○○排行榜」，就是因為腦可以馬上理解。

無論處在多緊急的狀況下、承受著多大的壓力，「決策核心」都能讓你隨時隨地做出符合你的行事風格的滿意決定。為了讓「決策核心」更加「方便於現場運用」，我們要先在腦中清晰明瞭地排好順序。

如此一來，**你就能夠以「我只做在『決策核心』中排名第一的事情」之準則來做決策。**

此外，像是「如果『決策核心』排名1～3的條件都符合，我就換工作」等等，當你要進行會成為人生重大轉折點的重要決策時，也能夠乾淨俐落地發揮「決策力」，每次都能靠自己做出不後悔的選擇。

在「排名工作」中，我們要找出對自己而言重要的事物，並藉由磨練「決策力」，製作出專屬於你的「決策核心系統」。

排名工作

憑直覺！快速！
排出順序！

排出順序吧

ex.

1 愛
2 至高無上的幸福感
3 感謝
4 美麗
5 幸運
6 熱情
7 重視我的人
8 穩定感
9 積極的人
10 相處時能感到安心的人
11 感情
12 開心
13 有趣
14 金錢
15 時間
16 信任關係
17 受歡迎
18 生產力
19
20

完成你的【決策核心系統】

至少列出10個以上吧！
如果你可以寫出更多，那就寫完整個排行榜吧。

第2天 4

也可以對別人使用！令人信服的決策力！「腦內確信度工作」

到目前為止，我們完成了喚醒「決策力」的「決策核心系統」，不過接下來還要進行一個工作。

有一個能夠確認排名工作的成果，讓腦牢牢記住剛才做過的事的方法，那就是「腦內確信度工作」。

工作內容是舉出排名倒數和前幾名的事物，作為下決策時的參考指標。

在做出決策時，了解腦中的感覺是不是
「沒有奇怪的感覺」、「是否感到心情舒暢與自己的想法一致？」
藉此將，
「做決策的時候一定要想起『決策核心系統』並使用它，如此一來事情就會順利」
這件事深深烙印在腦中。

腦內確信度工作

自然而然就會明白
自己想做出什麼決策！

決策核心系統

A 倒數		B 前幾名	
ex. 16	信任關係	1	愛
17	受歡迎	2	至高無上的幸福感
18	生產力	3	感謝

關於對方提出的工作

A

對方提出的工作（商品）具有〔 **生產力** 〕。
此外，還可以〔 **受歡迎** 〕並得到〔 **信任關係** 〕。

B

對方提出的工作（商品）具有〔 **愛** 〕。
此外，還能得到〔 **至高無上的幸福感** 〕與〔 **感謝** 〕。

「你想要接下A或B
哪一個工作呢？
想要購買哪一個商品呢？」

左頁的卡片是針對別人提出的工作（商品）的範例，不過比起在對話中套用「決策核心系統」中排名倒數的A的工作或商品，你應該能夠立刻判斷出，對話中套用排在前幾名的B的工作或商品才會讓你覺得「想做！」或「想要！」吧？

由於這次是「腦內確信度工作」，所以內容都是假設的，不過**這不僅能用在自己身上，也能用來促進客戶或共事者的「決策力」，將事情引導至「實行」或「購買」的方向。**

從心理商務學校™的業務推銷講座或提報講座結束後的問卷中，我也收到了這樣的意見：

「當自己和客戶都**知道『決策核心』的存在後，就能夠提出讓雙方都滿意的促銷方案了，因此之前對我不屑一顧的客人，也開始做出購買的決策。**」

隨時保持著有條不紊的「決策核心系統」，就會自然導向輕輕鬆鬆喚醒「決策力」這個結果。

只要你的腦不斷累積體驗和經驗，獲得成長，「決策核心系統」就會跟著成長並進化。

我自己也會每個月使用一次這個工作表單，思考

「要不要調整排名順序？」

「要不要增加新的『決策核心』關鍵字？」

興致勃勃地更新工作表單。

在做出什麼重大的改變或決策之前，請你務必回顧這項工作，進行更新。

此外，這裡運用剛才的「工作」範例整理出了「喚醒『決策力』」的整個流程，請參考看看。

以下就是「做決策」之前的所有流程。

①例：在公司接到了重大案件

＝狀況。

②判斷是否該接下來的時候

＝進行決策的時候。

③我在「工作」上最重視的東西是什麼？
＝從大量的決策核心中找出重要決策核心的問題。
藉由這個問題，從散落在腦中各處的決策核心之中，挑選出現在最重要的決策核心。
＝找出能幫助你做出現階段最「重要」且「充滿喜悅的決策」的決策核心（決策重點、決策關鍵字）。
④愛與感謝
＝從決策核心之中找出的2個關鍵。
可以透過提問進行，找出能讓你做出現階段最「重要」且「充滿喜悅的決策」的數個決策核心。此外，排在最新排行榜上的第1名、第2名和第3名會成為自己做決策時最重要的參考指標。
請把從腦中大量的決策核心排名，找出讓你現階段覺得最「重要」且「充滿喜悅的決策」的決策核心，與目前接到的工作進行對照。
⑤結果
＝決定做含有愛與感謝的工作。
→這就是喚醒「決策力」時的決策過程。
⑥發展

＝如此一來，就會產生喜悅與幸福感。

會認為「能在這樣的公司做這種工作的我真是幸運，我是隨時都能用幸福的方式工作的人」進而產生信念→感情與信念。

憑直覺把想到事情迅速寫下來，才能找到更加「真實的核心」。

這麼一來，就能更快喚醒「決策力」。

第 3 天

喚醒「專注力」，擺脫無法專注腦

「老師，我覺得自己最近專注力變得比以前差，覺得很困擾。要怎麼做才能提升專注力呢？」

「明明知道應該快點做事，但是總是會想東想西，能專注的時間很少。」

諸如此類，**「專注力」是一個經常成為話題的煩惱。**

他們之所以會關注「專注力」，應該是因為他們認為只要提升專注力，工作表現就會自動提升，生產力也會提升，績效就會跟著提升的關係吧。

因此，第3天就要告訴各位喚醒「專注力」的方法。

第3天 1

工作成果無法提升的原因在於「停止催眠力」

要提升「專注力」，還有冥想和催眠療法等方式，除此之外，在網路上也可以找到各式各樣的方法。

因此，接下來要和你一起進行的喚醒「專注力」填空卡片遊戲，

會運用與「專注力」相關的所有冥想和催眠療法、工作，並告訴各位能夠從根本喚醒專注力的方法。

我有一位客戶是販售某化妝品的優秀企業經理。

有一天，這位客戶找我商量：

「我團隊裡的下屬們不知道是不是缺乏專注力，總是反覆犯同樣的小錯誤，真的讓我很頭痛。明明都是只要專心就能做好的工作……有沒有什麼好方法呢？」

於是我回答：

「〇〇，您有和團隊的成員溝通嗎？就算只有10分鐘也行，不妨先和所有團隊成員進行一對一面談，聽聽看他們有什麼『煩惱』吧？」

他說：

「雖然我不太擅長主動說話，不過我會好好扮演傾聽者的角色！」

2週後，他和所有成為進行了一對一面談，1個月後，我就收到了令人開心的報告：

「老師，好神奇喔，大家的幹勁都提升了。」

於是我向他說明。

「〇〇，仔細想想就會明白，這是一件非常單純的事情。即便是經歷過各式各樣的事情，擔任管理職的我們，在遇到『煩惱』時也會胡思亂想。會去想像糟糕的情況，這不只無濟於事，還會產生既沒用又沒有生產力的『幻想』……這樣不斷重複下去，腦就會專注於『煩惱』，看不見真正應該專注的事情，所以才會變得無法

『專注』。」

無法「專注」的根本原因，就是「煩惱」。

之所以無法專注，是因為**腦中存在製造「煩惱」的原料，也就是負面的「感情」與「信念」。**

這就是無法專注的真正原因。

例如，「不安」、「擔心」等感情，以及「『做不到』這種負面偏見」、「自我限制的心理障礙」等信念。

就像這樣，**當腦內製造出無法解決的潛在「煩惱」，就會導致「專注力」渙散。**

不只是潛藏在97%潛意識中的「專注力」，這些「煩惱」還會阻止你在人生的各種領域、工作場合中，影響你為了達成目標而採取的言行，甚至會阻止你所期望的事情實現。

這種狀態就稱為「停止催眠力」。

當你進行了喚醒「專注力」的填空卡片遊戲之後，就會產生效果，整個團隊的「專注力」都會提升，績效也會扶搖直上。

下一頁將會開始介紹，找出在你的腦中妨礙專注力的「煩惱」根源——「停止催眠力」的公式。

第3天 2

你是否被「言語詛咒」束縛了？

找出「停止催眠力」的方法很簡單。

「啊～既然已經20歲了，應該〇〇才對吧。」

「既然在科技業，就應該〇〇。」

「既然是管理職，做到這些是理所當然的，應該要〇〇才對。」

既然是男人、既然是女人、既然是工作、既然待在這間公司、既然待在這個部門，就應該〇〇、應該〇〇……

你或許也在無意識之中說過這些話。

「應該＋〇〇的行動」

在我的培訓課程中，如果有人說這樣的話，我就會告訴他們：

「〇〇，你又變成『應該先生』、『應該小姐』囉。

如果在事情前面加上應該，讓你的腦力停止運作的**『停止催眠力』會跑出來喔～**」

要是開口閉口都是「應該應該應該應該」……

「停止催眠力」就會發揮效用，讓本來做得到的事情變得做不到、讓本來想做的事隱藏到潛意識中，或是讓人無法再重視自己原本重視的事物。

最後，**腦會希望你注意到自己正處在無法發揮本領的狀態，留下不舒服的煩悶感，讓你感到「煩惱」，變得愈來愈無法專注。**

不過，只要利用催眠能量®的填空遊戲，從潛意識中找出原因，就能出乎意料簡單地解除阻礙你的專注力的根本原因——「言語詛咒」和「停止催眠力」。

如此一來，阻礙專注力的「腦力妨礙者」會逐漸轉變為滿足自己需求和真正想法的「愉悅催眠力」，於是你就能心情舒暢地專注於眼前的事情。

方法很簡單。

就讓我們透過**「成為停止催眠力搜索隊」（P103）**阻礙專注力的「停止催眠力」的搜索隊工作，找出從你的潛意識深處翻湧而出的口頭禪吧。

請確認有沒有任何，應該先生和應該小姐會喜歡的危險單字。

這些單字全部都是會讓我們在不知不覺間，命令腦部「停止」實現你所期望的現實、得到真正渴望之物的「停止催眠力」。

「停止催眠力」就是將你真正渴望的東西隱藏在腦部深處的言語詛咒。

腦會擔心主人沒有依照自己的心而活，於是會透過讓主人「煩惱」的方式，試圖使你察覺並進行修正。

因為有這個「使人無法專注的機制」存在，所以當你感覺無論著手做什麼事都沒辦法保持專注時，第一步便是要察覺。

解除工作

成為停止催眠力搜索隊！

檢查應該先生、應該小姐最喜歡的危險詞語！

應該【　　　　】

ex. 大家看起來都很忙，不應該派新工作給他們。

一定得【　　　　】才行

既然當了主管，就一定得在公司待到很晚才行。

正常來說，【　　　　】

正常來說，新人在會議上不可以隨意發言。

是理所當然的【　　　　】

「才進公司第3年，不要對老闆提意見」是理所當然的。

絕對【　　　　】

為錢所困的客人是絕對不會購買商品的，
向他們推銷毫無意義。

一定【　　　　】

簡報的時候一定要照著劇本進行，否則不會順利。

總是【　　　　】

說話的時候總是會感到緊張，沒辦法好好說話。

無論是誰都【　　　　】

無論是誰都很難在進公司第1年就當上主管。

第3天 3

「轉變系統」會提升你的生產力

接下來，要告訴各位發揮「愉悅催眠力」的方法。

「愉悅催眠力」就是喚醒「專注力」的催眠。
方法如下。

第一步，先寫下自己覺得「應該要做的事」，再反覆問自己「你真正想做的是什麼？你真正渴望的是什麼？」5次以上。

「那就是將你內心真正想要的東西用如實、淺顯易懂地表現出來的狀態嗎？」請一邊這樣問自己，一邊填寫填空卡片。

比方說，你可以問這些問題。
「你內心真正想要的東西是什麼？」
「你內心真正希望發生的事情是什麼？」

然後在下方的大空格中寫出來。

- **其實我想這麼做！**
- **雖然覺得做不到，但有其他人做到了！這就代表我也做得到，所以我想做這個，也想做那個！我做得到！**

「這是你真正想做的事嗎？是你在追求的東西嗎？」

再繼續追問自己，

「這是所有人都認定的事實嗎？」

「你該不會只是不知道活得像自己、輕鬆愉快生活的方法而已吧？」

「你真正想做的事、真正渴望的東西是什麼？」

然後寫出來。

解除工作

解除接收到的「停止催眠力」！

1

停止催眠力

ex.

大家看起來都很忙，不應該派新工作給他們。

應該

「這句話是口頭禪還是真心話？」

「你真正想做的事、真正渴望的東西是什麼？」

事實上，是自己手邊的工作忙不過來，希望讓其他人來幫忙。

愉悅催眠力

我隨時都可以輕鬆地派新工作給其他人。

解除工作

解除接收到的「停止催眠力」！

2

停止催眠力

ex.

既然都當上了主管，就一定得在公司工作到很晚才行。

一定得〇〇才行

「這句話是口頭禪還是真心話？」

「你真正想做的事、真正渴望的東西是什麼？」

事實上，我想和以前一樣早點下班。主管＝要在公司待到很晚，我想要為了後輩們改善這種風氣。準時完成工作，早點下班回家。

愉悅催眠力

正因為是主管，更要和大家一起心情舒暢地準時完成工作，用玩遊戲的感覺來進行團隊合作，讓大家早點下班回家。

解除工作

解除接收到的「停止催眠力」！

3

停止催眠力

ex.

正常來說，新人在會議上不可以隨意發言。

正常來說

「這句話是口頭禪還是真心話？」

「你真正想做的事、真正渴望的東西是什麼？」

雖然是新人，但是把自己發現的事情告訴大家，應該也能成為一條線索！因為想要派上用場，在開會時忍住想說的話不說很痛苦。

愉悅催眠力

更輕鬆地以新人的新鮮觀點表達意見，為團隊做出貢獻。

解除工作

解除接收到的「停止催眠力」！

4

停止催眠力

ex.

「才進公司第3年，不要對老闆提意見」是理所當然的。

是理所當然的

「這句話是口頭禪還是真心話？」

「你真正想做的事、真正渴望的東西是什麼？」

我希望在不久的將來晉升管理職，所以想先聽聽看老闆的想法和看法，並了解老闆是如何看待我，對於我的想法有什麼樣的建議。

愉悅催眠力

總能想到好主意，使工作成果提升到足以和老闆輕鬆聊天，行動力也獲得提升。

解除工作

解除接收到的「停止催眠力」！

5

停止催眠力

絕對、一定、總是、無論是誰都

ex.
為錢所困的客人是絕對不會購買商品的，向他們推銷毫無意義。

「這句話是口頭禪還是真心話？」

「你真正想做的事、真正渴望的東西是什麼？」

不管能不能賣出商品，我都想成為能為客人提出解決方案的人，想作為專家和客人交流。搞不好也能像那位前輩一樣，跟倒閉後又東山再起的公司家族成員簽約？

愉悅催眠力

不管對方有沒有錢，我想作為專家，開心、愉快地享受與客人的交流！

各位覺得如何？

透過這個過程，就會發現自己將腦部能量花在多餘的思考和煩惱上，造成腦部散漫，「專注力」受阻。

與此同時，當「煩惱」的根本原因消除，心情就會舒暢許多，並喚醒專注力。

其實，在接受「想得到很多東西」的自己以後，你就不會再無視自己腦中的真心話和真正的渴望了。

而且，**你會變得更容易發揮本身具有的潛在腦力，專注力也會增強。**

除此之外，**改變成「愉悅催眠力」後，就能找回曾經失去的自我風格，「生產力」也會提升！**

那麼，既然已經喚醒你腦中的「愉悅催眠力」，接下來的第4天，就透過「擺脫繞路腦的目標設定」來喚醒「達成力」吧！

這也能讓「專注力」變得穩定，敬請期待！

第 4 天

喚醒「達成力」，擺脫無法達成腦

「總是半途而廢。」

「失敗一次之後就失去了挑戰的動力。」

「明明有想做的事，卻不斷拖延。」

「覺得自己做得到，也知道在公司裡做到這些事會比較好，但是每次在公司被問到自己的目標是什麼，就會不知所措。」

「這樣說可能會被罵，但是老實說，不管再怎麼認真思考，我都找不到夢想和目標。」

處於這種狀態的客戶占了整體的30％。

第4天要介紹給各位的，就是澈底解決這種煩惱的**喚醒「達成力」工作**。

第4天 1

是什麼在「妨礙」你達成目標？

有一次，一名就讀弊公司心理商務學校™的科技公司經營者說：

「公司所有的主要成員都去上了很多別家公司的培訓課程，**但還是有些人做事情無論做了幾次，都沒辦法堅持到完成。培訓課程真的有效嗎？**」

此外，任職於航空公司的員工們也紛紛嘆氣表示：

「每次眼看公司商品快要達成目標銷售數量，心想『太好了』的時候，自己好像就會鬆懈下來？然後總會發生點問題，**導致目標近在眼前卻無法達成。有沒有什麼好方法呢？**」

這是很常見的問題。

那麼，**為什麼上了培訓課程，還是沒有辦法達成目標呢？**

為什麼眼看著夢想就快要實現，卻總是在最後一步卡關呢？

那是因為，

「我想要達成的事情是『這個』，就拜託你了！我的潛意識！」

這個想法並沒有傳達到你腦部的潛意識層級。

簡單來說，就是只要在通往達成的路途上遇到了一點困難，或是碰到了一些帶有負面情緒的話語……

達成目標的步驟就會「變成一盤散沙」。

除此之外，你身上也殘留著光靠培訓課程無法消除的固執，以及雖然知道但難以戒除的壞習慣。

不過用不著擔心。

因為接下來，請跟著這麼做。

請把自己當作是一名開心快樂的設計師，然後為自己理想的目標……

進行「目標設計」，開發能夠達成目標的腦力吧！

所謂的「目標設計」就是：

「對想要達成的目標、想要實現的夢想或目的、想要的事物或狀態等『為達目標所需的整體情報』提出各種不同方向的問題，花時間讓它變得明確。」

第一步。

就利用初學者也能簡單想像出來、呈現出目標與夢想的「填空卡片」來進行吧。

如果沒有想達成的事情，就無法啟動「達成力」，所以即便是沒有明確目標或夢想的人，也請填上浮現在腦海中的東西。

接著再利用會直接影響腦部的「說話方式」以及催眠能量®的簡單法則，來提升達成力。

第4天 2

運用適合日本人的「目標設計」，就能接二連三地達成目標

「讓你更容易達成目標的組成要素」就是利用引導你達成目標的視覺、聽覺、體感、數據資料、步驟等來命令腦的詞語。

在一名運用實踐心理學進行諮商、培訓課程及治療的老師訪日時，我從他的身上學到很多東西，並應用在自己身上。

接著，

- 依循這個順序會比較容易進行。
- 這個問題對日本人來說不太容易理解，還是換個說法吧。
- 加入這個問題或許比較好！

將其改造成更適合和我一樣心思細膩的日本人版本

後，便完成了接下來要向大家介紹的「成為設計師，設計自己的夢想和目標」的「目標設計工作」。

我自己就是透過「目標設計」，讓收入翻了10倍，擁有愈來愈多的人脈，不斷拓展新事業。

因為腦已經養成了喚醒「達成力」的習慣，所以會接二連三地去達成目標。

我也會讓你成為腦中設計師，成為喚醒「達成力」遊戲的主角！

讓我們作為玩家快樂地加入吧。

第4天 3

用「SMART」可以防止腦部偏離正軌

在進行「目標設計」遊戲之前，要先提一個能在達成目標、實現夢想這件事情上發揮重大作用，大家最好事先了解的系統。

以工作為首，你所有的目標與夢想……

在你爭取未來期望的狀態、環境、想要的東西、想見的人時，「腦中的導航系統」會發揮重大的作用。

它就叫做「RAS」！

全名為Reticular Activating System，簡稱**RAS，中文名稱為：網狀活化系統。**

公司內部的培訓課程、為了實現夢想去上的各種進修課程。

老實說，這些時間都是為了在「讓目標變得更容易實現」的過程中，盡可能地引導出從各方面觀察、聆聽、感受，並對腦部下達指令的詞語。

就算不是進修課程，在公司裡也經常會聽到「下次開會一定要提出具體目標及其相關數據」類似這樣的對話，對吧？

其實，這句話也是為了刺激腦部，讓腦中的導航系統——RAS能夠好好運作而說的。

「主管每次都要我們設定目標或數字，好煩喔～！」

也許有人會這麼想。

會這麼想，是因為不了解隱藏在其中的深層意義，也才會因此覺得有壓力。

對腦而言，前進的道路模糊不清，每天在未設定好的黑暗之中工作，是在浪費腦力，也會進而形成巨大的壓力。

順帶一提，男性只要讓「達成力」穩定下來，男性的賀爾蒙睪酮也會跟著穩定，能防止你陷入憂鬱和不安等壓力。

說到底，腦不斷偏離正軌，就是造成我們無法達成目標的一大主因。

儘管下定決心要「達成這件事」，依然會冒出「我可能做不到」、「我果然不行」的想法……

你也有過這種經驗嗎？

這都是因為腦偏離了正軌。

為了讓腦不再偏離正軌，利用「腦中導航系統」來設定最快的路徑，也就是進行「目標設定」，接著再寫「腦中情書」。

就讓我們趕快在潛意識裡安裝這個系統吧！

首先，我們要填寫P125的「SMART」檢查表，確立目標設計。

在SMART裡面有5個能讓目標變得更容易達成的檢查點。

①S即Specific→讓目標變得具體、明確
②M即Measurable→用數字呈現已達成的目標
③A即As if now→想像目標達成的那一刻
④R即Responsible→思考目標的主角是不是自己
⑤T即Timed→告訴腦該目標的達成日

那麼，就運用下一頁的卡片填寫內容吧。

另外，取得MBA學位的心理商務學校™學員也大力稱讚這個SMART目標，表示「它的用法跟MBA完全不同，很方便在第一線運用」，請各位務必一試。

目標設計工作

俐落地掌握一切吧！
喚醒達成力的目標設定檢查表

S	**Specific** **該目標** ▶「具體嗎？明確嗎？」
M	**Measurable** **為了知道自己是否已達成目標** ▶「有辦法計算出該目標是否已達成嗎？」
A	**As if now** **試著想像看看自己達成目標的時候♪** ▶「用彷彿此刻已經達成目標的表現方式！」
R	**Responsible** ▶「這是你想成為主角，負起責任去實現的內容嗎？如果要將其變成更令人期待、令人享受的內容，你會做些什麼呢？」
T	**Timed** **告訴腦該目標的達成日！** ▶「這個目標有明確的達成期限嗎？」

目標設計工作

1 Specific 具體、明確

該目標

▼

「具體嗎？明確嗎？」

ex.

這一季的業績要衝到全公司第一，摘下社長獎！

- 會得到表揚，並被招待去夏威夷旅行。
  還可以得到獎金，真開心。

（達成目標後，還可以得到什麼？）

- 變得更有自信。
- 覺得「明年或許也能以此為目標」，充滿幹勁。

- 與客戶的信任關係加深，工作變輕鬆。
- 能夠大方地跟以前不願聽自己意見的團隊成員說話，
  提案變得更容易通過，也更容易迅速地推進工作。

- 全家一起去迪士尼旅遊3天。
- 可以輕鬆拿出學費，去商務學校進修。

目標設計工作

2 Measurable
可量化的

為了知道自己是否已達成目標

▼

「有辦法計算出該目標是否已達成嗎？」

能夠確認自己達成目標的資訊包括

ex.

- 公司公布欄上寫著8億日圓這個突破的數字
- 向總公司提交的週報上記載的金額數字從6位數變成8位數，一眼就能看出記載的數字每天都在變化。

銷售額800,000,000日圓（8億日圓，9位數）

目標金額（具體的數字）

目標設計工作

3 As if now
就像是此刻達成了目標！

試著想像看看自己達成目標的時候♪

▼

「用彷彿此刻已經達成目標的表現方式！」

【達成目標時，看到、聽到、感覺到什麼？】

▶ **「得到它的時候，你看到什麼？」**

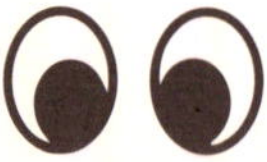

ex.

- 客人的笑容、老闆驚訝的表情、團隊成員開心到不行的樣子。

▶ **「聽到什麼？」**

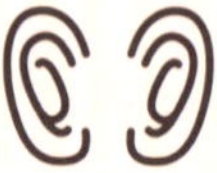

- 客戶和公司裡的人說：「恭喜你，真厲害。」
- 自己內心的聲音說：「我是最強的！」並播放著自己最喜歡的音樂。

▶ **「感覺到什麼？」**

- 純粹的開心、愈來愈有幹勁、興奮感。
- 工作起來比以前更輕鬆了。

目標設計工作

4 **R**esponsible

自己做主角，承擔責任

再仔細想想看！
該目標
▼

「這是你想成為主角，負起責任去實現的內容嗎？如果要將其變成更令人期待、令人享受的內容，你會做些什麼呢？」

自己【你的全名】就是主角！

＋

（具體寫出與你共事的人的名字，如果知道的話，也一併寫出對方的角色！）

ex.

如果能在團隊成員①岡田②石川③山田的幫助之下，一起開心做事就好了！

（具體寫出為了達成目標必須做的事！）

- 營業額：提升到現在的2倍。
- 策略會議：每週1次。
- 把銷售資料手冊改得更淺顯易懂。
- 積極與大家分享最新資訊。

目標設計工作

5

Timed
在指定時間啟動

告訴腦，
該目標的達成日！
▼
「這個目標有明確的達成期限嗎？」

（寫出具體的日期！）
到〇〇〇〇年〇〇月〇〇日

ex.
今年之內，2023年12月28日。

第4天

4

喚醒「達成力」的「腦中情書」

各位覺得如何？

你的目標設定是否具體多了？

那麼，接下來我們要把透過「目標設定」將想達成的事，直接傳達到腦中。

其名為**喚醒專屬於你的「達成力」的自我暗示文章＝「腦中情書」。**

可以想像成運用Vlog（實現夢想的日常）的感覺，實況轉播達成目標的目標設計過程。

讓我們先依據剛才寫出來的內容，將包含詳細數字的行動、發言步驟和行動步驟，從開幕→❷具體目標資訊→高潮依序排列出來。

讓腦不再偏離正軌
俐落地達成目標

喚醒達成力的
腦中情書撰寫方法

腦中情書

故事類

（自我暗示文章）

將包含詳細數字的言行步驟
從最初到最後依照順序排好

1 → 2 → 3 → 4 → 5

從開幕→❷具體目標資訊→高潮
依照順序正確排出行動的步驟♪

防止腦偏離正軌的關鍵，
在於有沒有使用催眠暗示文章，
刻意將達成步驟在腦中正確地化為言語並安裝起來。

只要排好，就能完成「腦中情書」。

請各位務必將其念出來。

在念的過程中，會先體會到達成的感覺，讓它成為湧現增強達成力的感情及喜悅之情的內容。

例如，

「決定要達成目標的我，比平常早1小時，7點就起床了。起床後立刻說『謝謝』。向今天的自己、與自己有關聯的所有人、自然、宇宙與未來表達感謝。」

「在前往公司的過程中，想著『不知道今天會有什麼美妙的邂逅』，興奮地走在路上，心情很好。」

就像這樣，試著說出你在「這個地方、場景」採取了什麼行動，產生了什麼「心情」。

在撰寫「腦中情書」這件事情上，有幾個關鍵。

第一點，**要確認透過目標設定找出的內容和想達成的事情，是否全都是「你希望發生的事」。**

第二點，就是反覆強調這些事。

第三點是**要使用「現在式、進行式」時態。**

・是〇〇。
・現在正在〇〇。
・想著～，愉快地〇〇中。

請用這幾種句型撰寫腦中情書。

使用尚未完成的現在式、進行式，用意在於能夠讓我們發現為了達成目標還缺少什麼東西，用最快的速度將你引導至「達成」。

第4天
5

招來「失敗」的主管，帶給員工「富足」的老闆們

接下來要告訴各位一個讓「腦中情書」能發揮更大效果的竅門。

剛才說過要寫出「你希望發生的事」，

是因為你的腦比你想的還要直率且聽話。

有一名不動產公司主管說「不想再失敗了」，下次一定要順利、一定要成功。

而且他一直「失敗長、失敗短、失敗、失敗、失敗」，在50分鐘的課程中，超過一半的時間都在關注並提及「失敗」。

基本上，比起表示否定與肯定的「是」與「否」，腦只會接收到「接在後面的詞語」，並開始執行將其化為現實的程序，不管你的意思是肯定還是否定。

以這名主管為例，

否定：不要失敗
肯定：失敗

如此一來，**兩種說法都會讓腦認為主人下達了「去失敗！」的指示，於是腦會回覆它的主人：「指令！失敗。」、「你希望失敗，對吧！收到！了解！」**

於是腦會去搜尋「從以前到現在，用來引起『失敗』的腦中資料庫」，完美地幫你實現「失敗」的情況。

明明原本是不想失敗＝想成功的……

因此我們，

「只要將希望發生的事情化為言語就好了。」

只要能留意這一點，工作就會按照自己的預期順利進行，讓你在自己期望的環境和部門，得到自己期望的結果。

順帶一提，在這種情況下，不想「失敗」＝希望順利、希望「成功」，所以請不要客氣，直接表達自己希望實現的事情以及「成功、順利」等詞語即可！

在我這裡上課的諸位經營者之中，有一個已經得到滿足並取得豐碩成功的人說：

「我已經實現了所有想做的事情，都多虧了我的員工們，讓我每個月都拿得出能夠讓他們過上『富裕生活』的豐厚薪水。因此我不需要再追求更多的財富，不需要變得更有錢了。」

總歸來說，這種經營者所管理的公司業績每年都會成長，**還會獲得更多的「富足」、「富裕生活」、「財富」。**

很有趣吧？

僅僅是稍微調整了一下「用字遣詞」和「用腦方式」而已……

請你務必試試看。

下一頁彙整了撰寫「腦中情書」的3個重點。

請各位隨時檢視自己寫出來的詞語，依據需求修改，更新自己的「腦中情書」。

撰寫腦中情書的
3個重點

檢查在目標設計階段
寫出來的詞語

1 只把希望發生的事
化為言語

2 反覆強調
希望發生的事

3 使用現在式、
進行式時態

- 是〇〇。
- 現在正在〇〇。
- 想著～，愉快地〇〇中。

第4天 6

用「催眠聲」直接把願望傳達給腦部

讀到這裡，應該有很多人覺得：「什麼嘛～只要隨意地反覆呼喚自己喜歡的東西，就可以輕輕鬆鬆影響腦袋了啊！」

而能夠在此基礎上，引導出更大的成果差異的關鍵就在於**「腦中情書」的誦讀方式和聲音運用方式。**

這裡用圖表彙整了透過誦讀將訊息傳達至腦中時，以及錄音時的注意事項，請看。

就算是像我們這種專業人士，在自己的心情搖擺不定、尚未站穩腳步時錄下來的聲音也會不穩定，或是音調會稍微偏高。

有時候一個沒注意，也會用拉長尾音、難以傳遞到腦中的聲音誦讀「腦中情書」。

潛意識的某處知道你的狀況不好，因而無法吸收內容的狀況，我已經體驗過很多次了。

對於好不容易寫好的腦中情書而言，誦讀的聲音也是很重要的！

請各位記住這一點。

誦讀時的重點

讓腦感到安心且信賴的
催眠聲特徵

⇩

①低沉的嗓音
②尾音下降
③俐落地收起尾音

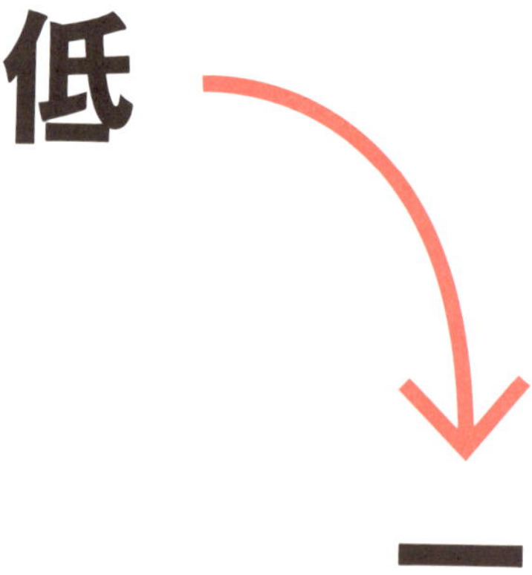

第4天 7

能夠跨越問題與困難的啟動招數

在第 4 天的尾聲，再告訴各位一個能夠大幅提升「達成力」的竅門。

關鍵字就是「感情」。

將「充滿喜悅、快樂的感情」、「同時感受達成時的爽快感」等句子加到「腦中情書」的文章裡，效果就會進一步提升。

- 湧上心頭的美妙感情
- 從該處浮現的、給予自己勇氣的詞語
- 導師（你憧憬的理想人物）對你說的話或名言等

此外，

「為了『達成』，如果帶著這種心情的話……」

「如果具備這種感情，『達成』目標的步驟就會更容易執行～」

只要將這些內容寫出來，並誦讀就行了。

例如，

「沒問題，我是最強的！感謝最幸運的自己！一直以來謝謝你。因為是我才做得到，謝謝！」

「小菜一碟，萬歲～！今天的我依然太閃耀、太帥氣、太開心！」

「感謝一直以來做事俐落、順利的自己。」

諸如此類，只要不斷重複說「你希望發生的事、開心快樂的事」就足夠了。

此外，**再告訴大家加上了契機的「催眠能量®」之重點。**

我們的一切言行，都是因某個契機而起。

例如，我也很推薦能讓你在「〇〇的瞬間」湧現「達成目標的鼓舞力量」的「腦中情書」。

「在呼吸的那瞬間」，我就會成為隨時隨地都能拿出最佳表現的我。

不管有沒有在笑，「在嘴角上揚的那瞬間」，我就會成為隨時隨地都能拿出最佳表現的我。

「在雙手握拳的那瞬間」，我就會成為隨時隨地都能拿出最佳表現的我。

就像這樣。

用小孩子也能理解的話來說，就是：

「如果是○○，一定能成功做到的，沒問題！」

腦會接收到這種感覺，二話不說地接受「你能夠成功」這個目前還看不見的未來。

不過，在工作的過程中，在目標達成之前還會發生許多事情，聽到別人對自己說一些不客氣的話，或是事情沒能按照自己所想的進行，也有可能會想要放棄。

因此，**你要相信腦充滿了無限可能性，透過「腦中情書」持續把達成目標的故事劇情安裝到腦中。**

我的客戶也說：

「真是神奇。不知不覺間，我就不再關心那些會阻礙我達成目標的事情，能夠愉快地專注在目標上。」

「無論遇到什麼困難，我都會依照『腦中情書』的內容，告訴腦袋：事情一定會順利，沒問題的！**這麼做之後，接著又會找到讓事情更加順利的竅門，最終順利的達成目標。**」

我也聽到了這樣的意見。

請大家以開心、輕鬆的心情行動吧。

第 5 天

喚醒「影響力」，擺脫無影響力腦

「為什麼對方不理解我？」

「為什麼對方不依照我的想法行動？」

在培訓課程中，大多數人的煩惱都與人際關係有關。而「影響力」能夠讓你親手設計出充滿自我色彩、創造性、愉快的人際關係。

「想到要和對方相處就難受。」

「有可能會構成騷擾，所以也不能隨心所欲地給予忠告。」

諸如此類。

有很多個性認真且心思細膩的優秀人物，會因為「利用騷擾的逆騷擾」而變得沒辦法進行適當的員工教育。

另一方面，運用我待會要介紹的方法，就能夠讓對方順利、老實地理解你想表達的事情。

舉個例子，本來向對方表達難以啟齒的事情時會有所顧忌，現在卻深受對方信賴，被認為是優秀的前輩……

此外，也能建立起過去從沒有過的信任關係。

這正是影響對方的「影響力」。

這是在培訓課程中滿意度最高，培訓委託最多的內容，甚至有人說：

「早知道跟下屬的溝通會變得這麼輕鬆，真希望自己早點學到！」

事不宜遲，就讓我開始傳授可以應用在主管、下屬、同事、客戶身上的「影響力」基本概念吧。

第5天 1

突破腦部守門員的「現實檢查機制」！

從第1天到第4天，我們主要是用催眠能量®喚醒「自己」的腦力。

而第5天和第6天，我們則要運用側寫和催眠公式，喚醒對工作「對象」的「影響力」。

首先，第5天的「影響力」基本篇，就是要分析存在於對方顯意識與潛意識中的「腦濾鏡」＝「現實檢查機制」，並掌握「側寫」的技術。

如此一來，**你就能夠掌握對方的性格與特徵，了解「對於這種個性的人說這種話會很有效」。**

因此，接下來會介紹能夠傳達到對方潛意識的激勵方式。

而第6天的應用篇則是運用「催眠能量®」裡面的「催眠公式」，刺激對方潛意識中的資訊，**比如說對方的**

個性或本質等等，讓它們變得更好運用。

學會這部分之後，**就能夠重新排列「腦系統」，讓對方去做你希望他做的事，讓對方輕鬆地改變其言行。**

就算我們不斷提出要求，也只是提取出對方腦中本來就存在的「資訊」和「擅長」的部分而已，所以對方也是處在舒適的狀態。

因此，有時也會變成「提出要求的我反而受傷～」的狀況。

比起採用以前那種只是單純地把事情告訴對方的方法，採用現在這種方法能感受到更大的差異。

那麼事不宜遲，就讓我們開始吧。

不分產業類型，在培訓課程中，每一間公司都有70%的人會說：

「老師，不好意思，這聽起來可能很像抱怨……**我已經跟他們說過非常多次，可是他們真的聽不懂。**」

「跟下屬講的時候，他們都給予積極的回應，但是行動卻絲毫沒有改變，**讓我覺得講了也是白講。**我還會因此感到沮喪，難道指導根本沒有意義嗎？」

我也聽到了這樣的心聲。

不管試過幾次、說了幾次、講了又講，對方的行動依然沒有任何改變……

這真是令人困擾。

其實這和「腦部守門員」有關。

再複習一次，腦部有3％的「顯意識」和97％的「潛意識」。

在顯意識和潛意識之間，有著名為「腦濾鏡」＝「現實檢查機制」的守門員。

在這個守門員的作用（活躍表現）之下，就會產生明明聽懂了卻又「沒聽懂」，明明聽到了卻又「沒聽到」的溝通障礙。

即使對方乍看之下已經理解，但由於還沒傳達到對方的潛意識，所以這種事情無論如何都會發生。

那麼，該怎麼辦才好呢？

我們要**通過「顯意識」與「潛意識」之間的「現實檢查機制」這個守門員的防線，讓影響深入潛意識，去改變對方的言行。**

換句話說，就是喚醒「影響力」。

因此從下一篇開始，我們要先來打造喚醒影響力的基礎。

影響97%全部潛意識的方法

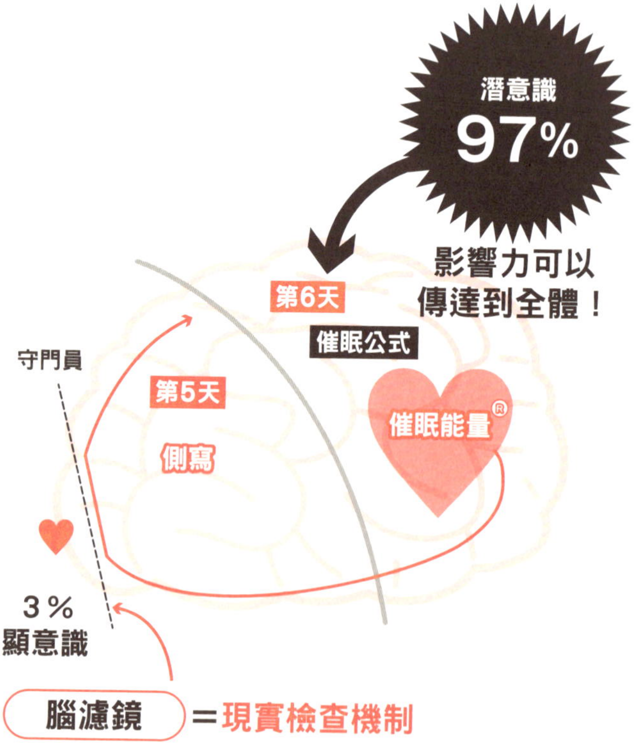

第5天 2

能夠俐落解決各種人際關係的機制

接下來，我們要打造喚醒「影響力」，改變對方行動的基礎。

從結論來說，就是要：
「稱讚、認可、感謝」對方。

只要做這些事即可，很簡單吧。

不過，實際上大部分的人都做不到。

認為自己「平時都有在做」的人，請利用下方的檢查表重新確認一次。結果如何？

☑稱讚→把周遭的人做的事、說的「很棒耶」、「真開心」、「好喜歡」當成理所當然，甚至習以為常，講一聲「太好了」便帶過。是不是無意識中忽視了這些呢？

☑認可→你能夠不帶有任何嫉妒的心理，針對對方的「厲害之處」、「關心的事」、「值得尊敬的地方」，向對方說「恭喜」嗎？

☑感謝→你有放下「工作做好是理所當然的」這種廉價的想法，針對對方「在你身邊」、「幫你做事」這一切表達「感謝」嗎？

「咦？這不是跟第1天的『自信力』內容相同嗎？」

發現這件事的人觀察力非常敏銳！

在第1天，這些話是對自己說的，而現在我們要用在別人身上。

應該有些人會覺得，這種事情太平凡無趣了吧？

不過，實際執行這一點的**客戶中，有超過70%的人都成功調動到自己想挑戰、想去的部門，其中又有8成的人獲得「升遷」，成了董事、廠長、部長、主任、經理。**

觀察培訓紀錄後發現，這些人全都是如實執行這3點的人。

打好基礎後，就能像喚醒「自信力」的時候一樣，開始喚醒「影響力」。

能俐落地解決各種人際關係問題，實行起來也很簡單，所以請大家先執行這部分。

第5天 3

利用原創「側寫」了解對方，驅使對方行動

接下來，終於要開始傳授透過分析對方、進行側寫，將訊息傳達至對方潛意識的方法了。

主管、下屬、同事，個性當然各不相同。

例如，有人喜歡按部就班做事，有人遇到困難也不會輕言放棄，有人則很快就會放棄，每個人都不一樣。

側寫卡片就是在分析你在這些地方（職場）遇見的人具備什麼樣的腦特性、性格、特徵、個性之後，得知要採取哪一種激勵方式或行動會比較好，這稱為「商務腦會話®」

卡片有3個。

也就是能幫助你理解對方的「現實檢查機制特徵」，並與蘊藏著對方本質的97％潛意識和睦相處的3

個機制的卡片。

1 DNA 層級渴望機制→只要有目標就會產生幹勁的人、避開問題動力就會提升的人的機制卡片。

2 找出最佳機制→邊行動邊思考的人、在腦中沙盤推演過才行動的人的機制卡片。

3 腦力開發順序選擇機制→隨時都在動腦筋思考有沒有什麼好點子的人、沒有 SOP 就不會行動的人的機制卡片。

這裡就用業務團隊內的實際案例來說明。

首先是①「DNA 層級渴望機制的側寫」。

在這個部分，我們要針對預設的對象，分析他的腦性質和個性屬於 P 162 圖片上半部那種，會積極地去達成目標、獲得成果的類型，還是下半部那種，會避開這些事情的逃避型。

這就是側寫。

接著，**當我們理解對方的「現實檢測機制的特徵」後，就要配合其特徵，使用能幫助我們與97％潛意識和睦相處的詞語。潛意識就位於「現實檢測機制」的另一邊，對方的本質也蘊藏其中。**

對了，大家知道「親和語言」這個詞嗎？它的意思是「親切和睦地溝通」。我們要採取的流程就是，運用親和語言通過對方的「現實檢查機制」，讓對方理解我們所說的話。

首先，看著P162左側的卡片，想像對方的樣子去勾選，然後針對打勾數較多的那邊，思考該怎麼做才能解決打勾項目的問題。

接著，再運用右邊對應的「親和語言」跟對方溝通，突破對方的現實檢查機制。

舉例來說，

對於達成／獲得型的人來說，

・弄清楚期望的狀態與目標！
・可以得到利益、好處、收穫
・可以獲得東西

「現實檢查機制」的關鍵在於這些事情。

另一方面，
對於迴避／逃避型的人來說，

・弄清楚現狀的缺點、不足之處！
・避開不作為就有可能出現的困難
・解決困難的問題

「現實檢查機制」的關鍵在於以上這些事情，因此我們要運用適合這種特徵的激勵方式，來突破對方的潛意識。

特徵

1「DNA層級渴望機制」的側寫

□目標清楚明瞭的話，會比較容易做事。

□如果是為了達成目標而前進，就會有動力去做。

□關心自己可以從眼前的人、物、體驗中獲得什麼。

□在意一個行動具體可以得到什麼成果。

□處在可以清楚知道目標達成的環境，會覺得自在、有動力。

5個／　　個

▲

達成／獲得

↕

迴避／逃避

▼

□問題清楚明瞭的話，會比較容易做事。

□如果是為了避免問題，就會有動力去做。

□關心自己是否可以藉由眼前的人、物、體驗來避免淺在問題。

□在意一個行動是否可以避免掉，自己不希望看到的情況發生。

□處在可以清楚知道該避開什麼風險的環境，就不會感到不安，有動力。

5個／　　個

親和語言

「商務腦會話®」的重點

□弄清楚期望的狀態與目標！

□可以得到利益、好處、收穫。

□可以獲得東西。

▲

達成／獲得

⇕

迴避／逃避

▼

□弄清楚現狀的缺點、不足之處！

□避開不作為就有可能出現的困難。

□解決困難的問題。

①想像那個人的樣子去勾選。
另外，如果可以詢問本人，請直接給本人看這份檢查表，並請他親自勾選（P162）。
②運用打勾數量較多那一邊的腦會話重點卡片來進行會話（P163）。

這裡會以業務團隊的例子為基礎，介紹上一頁卡片的答案，供各位參考。

（達成／獲得型）

「目標是3個月達到3億5千萬日圓的銷售額！大家一起領業績獎金～！」

「若是達成了這個業績目標，每天都可以早早下班，不僅是月薪提高，獎金也會提高，這麼一來就可以跟家人一起去一直很想去的新加坡，太棒了！」

「只要○○的銷售額提高7％，就能以領導人的身分參與○○一直很想參與的企劃案喔！」

（迴避／逃避型）

「為什麼這一季的業績掉了？沒有進行報告、聯絡、商量是一大問題。」

「太糟糕了，要是業績再這樣掉下去，會給過去的常客造成困擾，搞不好會演變成嚴重的客訴……」

「這次遇到的或許是和以往不同的難題……在這裡先告訴各位，業務部現在面臨了巨大的困難。不過，只要團隊成員們彼此互相激勵，我們一定會打開解決難題的希望之門……」

透過聚焦於腦性質與個性的鼓勵，就能影響到對方的潛意識。

接下來是②「找出最佳機制的側寫」(P168)。

這部分是用來判斷對方是邊行動邊思考的人，還是在腦中沙盤推演過才行動的人。

立刻行動／立刻實踐型重視的是

・總之先開始！
・先試試看！
・總之先〇〇看看！

分析／考慮型的人重視的是

・進行分析，思考〇〇的可能性。
・建立假說，假設有可能〇〇。
・預測可能會〇〇。

因此要採取相對應的激勵方式。

那麼，這裡就再次以業務團隊為例進行說明。

（立刻行動／立刻實踐型）

「總而言之，出了會議室後，就按照清單上的順序開始跑業務吧！」

「先對既有顧客進行問卷調查吧！」

「總之就先採用晨會上提出的意見，一邊行動一邊尋找最好的方法吧！」

（分析／考慮型）

「交期也有提早的可能，事前做好分析事情才會順利，你不覺得嗎？建議你事先調查好，發生這種情況時其他部門能不能幫忙……○○，也請你在今天之內想出最佳策略。」

「○○，不妨用你那冰雪聰明的頭腦，試著建立能在1個月達成3億業績的假說吧？」

「如果在提案這個商品包裝時，客戶提出要求，你能預想要求的內容是什麼嗎？」

大家覺得如何？

持續進行下去，激勵的話語就會愈來愈明確。

特徵

2「找出最佳機制」的側寫

□自己掌握主導權行動，會比較容易做事。
□如果能一有想法立刻實踐，就會有動力去做。
□對一邊行動一邊尋找最佳策略有興趣。
□在意選擇這條路之後，是不是可以立刻依照自己的想法開始。
□處在可以積極行動的環境，會覺得自在、有動力。

▲

5個／　　個

立刻行動／立刻實踐型

↕

分析／考慮型

▼

□行動之前能夠先在腦中沙盤推演，會比較容易做事。
□如果是為了收集用來分析的資料，就會有動力去做。
□對於預測實踐構思好的結論後的結果感興趣。
□在意做這件事的最佳時機以及成功案例。
□處在可以在深思熟慮後得出最佳結論的環境，會覺得自在，有動力。

5個／　　個

親和語言

「商務腦會話®」的重點

□總之先開始！

□先試試看！

□總之先〇〇看看！

▲

立刻行動／立刻實踐型

↕

分析／考慮型

▼

□進行分析，思考〇〇的可能性。

□建立假說，假設有可能〇〇。

□預測可能會〇〇。

最後一個是運用③「腦力開發順序選擇機制」（P172）卡片的側寫。

對方是**隨時都在動腦筋思考有沒有什麼好點子的人，還是沒有SOP就不會行動的人？讓我們來進行側寫吧。**

可能性／開發型的人

- 接受多元、有彈性的變動。
- 接受（一定範圍內的）自由變動。
- 也可以接受特地改變規則。

順序／按部就班型的人

- 確實、正確。
- 正確的〇〇方法是____。
- 依照步驟、順序說明。

具有這樣的「現實檢查機制」。

以業務部的狀況為例，就像下面這樣。

（可能性／開發型）

「○○平常的表現很好，所以彈性增加選項或改動也沒關係喔。」

「既然是○○的熟客，只要符合1000萬日圓預算的範圍，都可以自由組合贈品，你覺得這樣如何？」

「因為已經到季末，可以特別修改規則，把銷售活動延長到○月○日，數量上限改成3萬個，試著這樣去跑業務吧？」

（順序／按部就班型）

「歷代的頂尖業務都採用這個方法，它可以幫助你確實提升業績，所以試著每天跑20個客戶吧！」

「每週在○○社群平台發文一次，達到1萬點閱率。這是正確的資訊。一開始或許會感到不安，但就依照正確的方法堅持下去吧。」

特徵

3「順序選擇機制」的側寫

□有多種不同方向，會比較容易做事。

□如果是為了創造出選項，就會有動力去做。

□對於更加創新的方法以及全新路線感興趣。

□在意選了這條路之後，是否會有新的機會或可能性。

□處在能夠有彈性地拓展、追求可能性的環境，會感到自在，有動力。

▲

5個／　　個

可能性／開發型

↕

順序／按部就班型

▼

□有已確立的SOP會比較容易做事。

□如果是為了進行定好順序的正確傳達，就會有動力。

□對於堅持到最後大功告成感到有興趣。

□在意這件事是否真的能夠帶來最佳結果的正確選擇。

□身處在可以從開始做到最後的環境，會感到自在而有動力。

5個／　　個

親和言語

「商務腦會話®」的重點

- □總接受多元、有彈性的變動。
- □接受（一定範圍內的）自由變動。
- □也可以接受特地改變規則。

▲

可能性／開發型

↕

順序／按部就班型

▼

- □確實、正確。
- □正確的〇〇方法是＿＿＿＿＿＿＿＿。
- □依照步驟、順序說明。

「正確地向客戶介紹商品並避免客訴地方法是①問出客戶重視的東西，②問出客戶感到擔心、不安的事情，③讓客戶看看可以輕鬆解決這些問題的商品說明單，進行介紹。這就是連第一次當業務的人也做得到的安心步驟。」

也可以說得更長，再告訴他們下面這些事。

「如果想問出客戶重視的東西，①要反覆詢問客戶在選擇這次的商品時，重視的是哪些條件？②若要問出客戶擔心、不安的事情，只要在說明到這裡的時候，詢問：『有什麼不了解的地方，或是感到不安、擔心，希望我進一步說明的地方嗎？』不斷傾聽對方，直到對方沒有任何話要說為止。③讓客戶看能夠輕鬆解決其問題的商品說明單，並依照說明單的順序解說就可以了！即使很緊張，只要依照①～③的步驟做，就可以放心地進行推銷。」

有時候會像這樣，把詳細內容從第一步到最後一步仔細地化為言語告訴對方，所以對話會有點長。

各位掌握到感覺了嗎？

最明顯的特徵就是**能夠利用關鍵點去影響對方的腦特徵，這一點和培訓課程有所不同。**

如此一來，對方也會放下戒心，行動便會往好的方向轉變。

若是覺得很困難，也可以一點一點慢慢挑戰！

只要透過檢查表得知自己原本具備的腦個性和對方的個性就及格了！

「咦～人竟然有這6種個性的『差異』。」

只要能透過卡片，了解每個人之間具有「差異」是很棒的一件事就好了！

若是具有這些「差異」的人們互助合作、共存共榮，「或許你在所有的職場都會順風順水」你只要為了這樣的可能性感到歡喜就行了！

再進一步讓彼此的腦個性像藝術一樣產生化學反應，察覺自己可以用更開心的方式工作，也就是「個性即美學」這件事就可以了。

如此一來，職場的人際關係和溝通都會變得輕鬆許多，所以請各位開心進行吧！

第5天 4

讓難搞的人站在自己這邊的「腦中和諧」機制

到目前為止，我們介紹了「影響力」側寫。一位持續進行側寫的人遇到了這種狀況。

「上週下屬對我說：『經理最近變得比較開朗，我更敢去找您商量事情了。』以前我總覺得閒聊是浪費時間，但是自從知道對方的每一句話都是重要的資訊寶庫，是了解對方個性的重要交流之後，說話時就**不會再感到不耐煩，可以靜下來聽他們說話了**。這樣自然而然就會發現對方感興趣、會令對方感到開心的事情，所以我也能帶著自信，主動向對方搭話了！」

出現肉眼可見的效果，連我也為他感到開心。

這件事還有後續。

在聽到這則消息的3個月後，他竟然達成長年以來的夢想——結婚，擁有了家庭，表現愈來愈活躍！

透過運用側寫的催眠能量®，會學到愛人、溫柔待人的「影響力」，因此自然會對別人產生興趣，能夠和對方聊天，周遭的人也能感受到你對他們的重視。他表示，因為能夠進行這樣的交流，自己才能獲得這一切。

也有很多學員向我報告，他們不只是工作方面，連私生活也變得相當充實，與家人的感情也變好了。

在此問大家一個問題。

所有人類「最關心、最感興趣的事情」是什麼？

答案是「自己」。

因此，無論是你還是別人都一樣，大家一開始都會對別人抱有**「戒心」**，在獲得對方讚賞、認可、感謝之後，才會開始思考「他是好人嗎？」、「我可以信任他嗎？」在進行交流的同時，依然會抱有**「疑心」**。

在這之後，依然持續表達讚賞、認可、感謝，疑心才會轉變成**「信任」**，也就是認為這是理所當然，最終轉變成彼此親切和睦交流的「親和」關係。

至此，我們才終於能建立起信賴關係，也就是在商務場合也經常派上用場的**「信任」**。

之所以要經過這一段過程，也是因為「自己是最重要的」。

無論是好人還是壞人，腦子深處都是把自己放在第一位，以「最喜歡自己的心」生活著，理解這一點之後，就會覺得其他人看起來都很順眼，對吧？

第6天要使用催眠公式，進一步找出對方潛意識裡的資訊，並告訴各位讓對方自在地採取行動的方法。

讓職場人際關係成為你的助力
腦中和諧機制

從通往信任的5個步驟
開始進一步引導

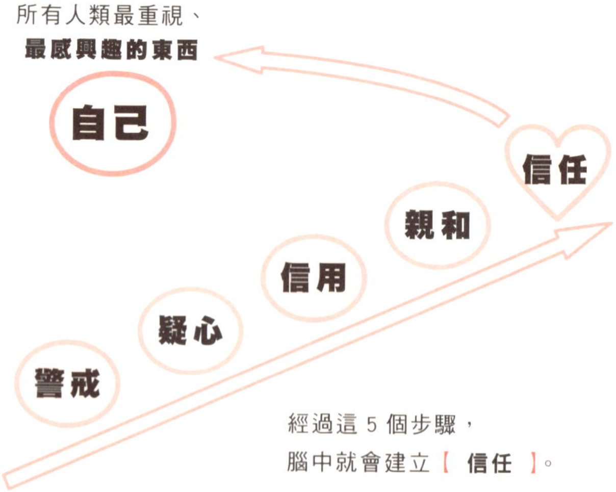

當你與對方共享對方的世界後，
就會產生共鳴，
進一步將對方引領至自己的世界，
最後就能掌控整個局面。

第 6 天

滿足想要
更多影響力的腦，
進一步覺醒

自今天起，你要「以自我為中心，以公司為中心，對著大家的腦大喊溫柔的愛之命令句！」

因此在這一章，我們要進一步喚醒「影響力」。

儘管是在訴說自己的期望，但周遭的人都會認同，並依據你的期望而行動——聽起來就像魔法一樣，對吧？

你也許會想：

「命令身邊的人去做自己期望的事，難道不會太霸道、太任性嗎？」

沒關係的。

任性和「依自己所想」完全是兩碼子事！

因為是讓大家的腦感到開心，讓他們更容易接受之後，再「依自己所想」表達自己的意見，所以不會惹人厭。

這些人聽了你說的話，腦也會感到舒服自在，所以你反倒會受人喜愛！

接下來會讓催眠能力發揮極致，讓「影響力」會進一步覺醒。請各位務必體驗看看這個魔法。

第6天 1

自古以來，從掌政者到受歡迎的人都在使用的「催眠能力」

第6天要來進行直接影響腦部潛意識的巔峰遊戲！

從歷史方面來說，這是政治人物、國王、武將等人用於建國、治國的大眾煽動技術；現代則是當紅明星、名人，這些能感動每一個人、打動人心的人，在發揮最強大的催眠能力。

這種為一對一提案＝推銷提供極大幫助的催眠能力，就是**「商務催眠力®」**！

「商務催眠力®」是適用於商務人士的催眠能量®技巧，具備「不只能影響自己，還能直接影響他人腦部、改變他人言行的力量」。

由於是對對方的潛意識發揮作用，所以對方也完全不會感到勉強，能自然地改變行動。

雖然是將結果導向自己期望的方向，但是對方並不會產生被強迫的感覺，所以這是一種對接受方來說很溫和的商務溝通技巧。

第6天 2

利用「等於公式」一口氣提高對方的動力

在第5天，我們談論了根據對方的類型應用不同的說話方式，把你說的話傳達到對方潛意識的方法。

第6天則如同前面說，**要介紹使用催眠力，直接影響對方潛意識的方法。**

舉例來說，

1　在你和對方心情都很好，想鼓舞對方、給予對方勇氣的時候。

2　明明有很多工作想請對方做，卻難以開口拜託，不知道該怎麼說才好，因此感到困擾的時候；或是已經拜託對方很多次，對方卻沒有照你的意思行動的時候。

就可以運用接下來要介紹的「等於公式」和「箭頭公式」。

我們要把這些內容的**「正在發生的事實」＋「你想影響對方的文章」套用到公式裡。**

舉例來說，

「等於公式」可以製造出給予對方勇氣的話語；「箭頭公式」可以讓對方更容易接收到你的願望。

只要使用這些公式，我們要傳達的內容就能夠輕鬆通過對方的現實檢查機制，直接抵達潛意識，而對方的發言和行動就會依照我們的意圖而變化。

就像是在操縱對方一樣。

為什麼會發生這種狀況呢——

因為「腦會偷懶」。

腦具有一種特性，就是會盡可能地把「一件事」和「另一件事」整合在一起理解，即使兩件事並不相等。

此外，腦傾向於把事情統整為「一件事」發生就會導致「另一件事」發生，以便快速理解。

接下來要告訴各位的2個公式，就是從這種特性中得出來的。

我想應該有很多人都是初次接觸商務催眠能量®的「催眠公式」，所以請大家選擇自己方便用的公式來用。

讓我們從「等於公式」開始介紹吧。

做法如下。

①「無可動搖的明確事實（行動）」

＝②「會讓對方感到開心、給予對方活力與勇氣的話語」

先思考對方「無可動搖的明確事實（行動）」與「會讓對方感到開心、給予對方活力與勇氣的話語」。

接著就用例子來說明。

腦的統整魔法

〔等於公式〕

最後連你的心情也會變好
尋找給予對方勇氣的話語遊戲

①

無可動搖的
明確事實
（行動）

和

＝ 等於

②

讓對方開心、
給予對方
活力與勇氣

是一樣的

為 ________ 帶來勇氣的詞語尋找遊戲

ex.

每天說「早安」	＝	〇〇的部門的本季業績沒問題！
點了〇〇	＝	真有品味！
在〇〇點前抵達	＝	想當於你已經準備好，會讓客戶不小心手滑買下去的超棒提案了，沒錯吧！
來自〇〇（地方、學校）	＝	就等於無論何時、無論待在哪個部門，你都能夠出人頭地，對吧！

例1　「到公司上班」

＝「大獲成功的日子也近了」

⇩

＿＿＿＿＿，今天你也到公司上班，就等於大獲成功的日子也近了！

例2　「帶資料來了」

＝「時機剛剛好，很會抓時機！

太有sense了！」

⇩

＿＿＿＿＿，你現在帶了資料過來，就等於時機剛剛好，很會抓時機！

例3　「在會議上發言」

＝「事情一定會往好的方向發展！」

⇩

＿＿＿＿＿，在會議上發言，就等於事情一定會往好的方向發展！放心吧。

例4　「在前一份工作績效第1名」

＝「本季業績也能拿到第1名！」

⇩

＿＿＿，在前一份工作業績第1名，就等於本季業績也能拿到第1名！

就像這樣，**即使等於後面的句子與現況落差甚遠，現階段還無法直接想像，但是可以針對目前的事實，傳達給予對方勇氣和活力的內容。**

依接受者的腦狀態而異，出現成效的時間會稍有延遲，不過重複進行多次後，就能利用腦部機制，讓對方更容易受到催眠。

進行1次後沒有出現任何變化，也不用擔心。

即使做了好幾次，對方的行動還是沒有改變，也只要反覆說同樣的話就好。

如此一來，這些話就會在對方腦中成為「積少成多的資訊」，使那些被收納在腦中的文章在腦中確實地成長，**然後在某個好機會或好時機，自然而然地改變對方的言行。**

這就是直接影響到潛意識的狀態。

此外，即使對方是討厭的人或公司的麻煩人物，在你把這些文章寫出來的過程中，就會覺得對方愈看愈可愛、愈看愈順眼，具有緩解無謂的「煩躁感」等負面壓力的效果。

除此之外，**寫出自己「真正想跟對方說的話」和「對對方的期望」，也可以整理自己的思緒。**

有人問過我：「要怎麼尋找能讓對方感到開心的話語？」只要在尋找時多觀察「對方常掛在嘴邊」、「強調」的詞語就好。

如果對方說的話是「會有光明的未來」，是你也確信的「積極詞語」，那就是會讓對方感到開心的話語。

人只會選擇存在於自己腦中的選項。

不斷對對方的腦說話，就會刺激到存在於對方並未察覺到的潛意識中的「擅長領域之腦力」，催生出過去腦中沒有的全新選項。

而給予對方活力和勇氣的話語會自然而然地化為現實。而且極其自然，完全不會有不對勁的感覺。

請大家務必套用這個填空卡片，創造出專屬於你的商務溝通劇本，並在職場上反覆不斷地跟對方說。

當它實現時，你也會被腦的巨大可能性所感動。

第6天
3

自然而然驅使對方行動的「箭頭公式」

第 2 個是「箭頭公式」。

這個公式是

①「無可動搖的明確事實」

→②「你對對方的期望、希望對方做的事」

從「現實中發生的事」出發

→逐步套用「這件事會發生」的說法。

讓我們看著下一頁的卡片思考吧。

腦的自動實現魔法

〔箭頭公式〕

最後連你也變得善於請求
尋找讓對方變得善於接受的詞語遊戲

① 發生了○○		② 發生了△△
無可動搖的 明確事實 （行動）	➡	你的期望 對方做的事
原因		導致結果

變得更會請求 ________ 的詞語尋找遊戲

ex.

很有活力	➡	也充滿朝氣地對客戶打招呼吧。
笑容獲得客戶稱讚	➡	也用溫和的口氣為下屬說明吧。
提早15分鐘集合	➡	遇到像今天這種重要的會議，就提早1小時集合。
最近去聽了資產運用的講座	➡	找出有下降趨勢的數字，至少提出3個解決方案。

接著就來介紹實際的例子。

例1 「提早進公司」

＝「希望你做個圖表，讓資料更加一目瞭然」

⇩

________，因為你提早進公司，如果你可以做個圖表，讓資料更加一目瞭然的話，那就太感謝了～

例2 「在會議上發言過」

＝「希望你統整出3個讓客戶容易理解的推銷重點，進行說明」

⇩

________，因為你已經在會議上發言過，如果你能統整出3個讓客戶容易理解的推銷重點，進行說明的話，客戶應該也會更開心吧？

例3 「在前一份工作績效第1名」

＝「希望你統整一下這次冗長提案的要點，讓它在10分鐘以內結束」

⇩

⇩

____，因為你在前一份工作績效第1名，希望你統整一下這次冗長提案的要點，讓它在10分鐘以內結束！

要讓「請求」變得更容易說出口，並讓對方更容易接受，**就要加上「進一步」、「再」、「更」等等詞語，也就是加入「你本來就做得到」、「你本來就已經很厲害」的「前提」。**如此一來，話語的力量就會增強。

此外，**很推薦「感謝」、「幫大忙了」、「開心」、「很棒」等認可對方的存在價值，讓心情瞬間變好的詞語。**

誠如各位所知，就算①和②是完全沒有關聯的內容，只要將它們自由組合，就萬事OK！

比如說，為了讓團隊合作更加緊密，即便是對自己有利、放在以前會有點難以開口的內容，**聽起來帶點高壓、恐懼感、命令感的內容，也意外地沒問題。**

把內容套用公式後，就能夠被周遭人們所接收，影響占97%的潛意識，成為使人自然改變行動的契機。

第 7 天

喚醒「轉換力」，擺脫僵硬腦

「早上服務客戶的時候，被念了一頓，真是難受。明明知道要轉換心情比較好……啊啊啊～！可是一整天心情都好不起來……」

「啊～一想到明天可能又會被主管念一頓，就提不起勁，也沒動力做事！」

「今天發生的鳥事一直在腦海裡盤旋，整天都心煩意亂、悶悶不樂、怒氣沖沖的。」

遇到這種狀況時，有一個有趣的用腦方法，只要一個開關按鈕，就能瞬間轉換心情的方法。

終於到了第7天，也就是最後一天，這裡要談論腦會記住的3個感覺——視覺、聽覺、體感的深層部分，並介紹瞬間改變從思考到言行的方法。

第7天 1

不擅長轉換的人更要注重「瞬間」轉換！

在還沒創業前的上班族時期，我也曾陷入必須得辦法處理負面思考，否則無法活下去的狀況，因此總是勉強自己努力奮鬥、微笑、保持開朗。

這時候，我遇到了NLP（身心語言程式學）＝實踐心理學。

在越南戰爭之後，從戰場回來的士兵陷入了嚴重的負面心理狀態、創傷和恐慌症。

為了迅速應對這樣的狀況，動用了莫大的資金投資心理相關研究，而NLP就是從中誕生的。

因為這樣的背景，它具備大量能夠為精神提供強力支撐的部分，我以前也擔任講師，傳授了許多技法。

接下來，就要將這些技法應用在日本人也容易實踐的事情上，**傳授喚醒「轉換力」的催眠能量®工作。**

第7天 2

你是否在不知不覺間引發了「腦中故障」？

二戰過後，為了國家的發展，我們理所當然地接受樣板式的教育，不惜隱藏自己的個性也要配合周遭人們和環境的人，被視為優秀人才。

這等於是鎮壓住了腦的個性，也就是腦力、性格和智慧。

不過，選擇採取那些不像自己作風的行動，腦就需要花費大量的能量進行調整，造就出「勉強、忍耐、過度努力」的生活。

而且，壓力會白白消耗腦的能量，**讓腦養成「勉強、忍耐、過度努力」的壞習慣。**

在探究腦與心靈世界長達22年，持續為許多努力工作的人提供精神支援的過程中，我慢慢發現，「勉強、忍耐、過度努力」會引發腦中故障。

我們的腦非常喜歡且深愛著主人，
也知道
「能讓你更加『雀躍、輕鬆、快樂』地工作，享受人生的最棒、最幸福（MAX HAPPY）方法」。

然而我們卻抱有極大的誤解，認為：
「不不不，不勉強怎麼做得到呢！」
「咬牙撐過去，一切就會順利了！」
「不努力，就無法實現夢想。」

因為「不知道只要這樣就好」，所以過去經歷了許多痛苦和悔恨，煩惱著：「自己明明這麼努力，為什麼卻不順利？」

大家或許都是一路辛苦過來的。
就像以前的我一樣……
因此，就讓我們**把腦的「不知道」，轉變成**

→腦「知道」

→腦「正在做」、「正在實踐」吧。

接著就要來介紹重建的習慣，把你獨特的工作方式，以及工作到私生活都「轉換」成「雀躍、輕鬆、快樂」的簡單生活腦。

第7天 3

優秀的人才能開心玩的「轉換魔法」

接下來會針對「勉強、忍耐、過度努力」等腦的各種壞習慣，讓記憶儲藏在腦中的3個感覺「視覺、聽覺、體感」全力運作，把腦轉換成「愉悅腦」！

這就稱為「轉換魔法」（P207），步驟如下。

1　視覺：觀看「愉悅範例卡片」和「填空卡片」時，視線要從寫在下面的「壞習慣」移動至寫在上面的「好習慣」，將「壞習慣變成好習慣」視為一組，反覆觀看。

2　聽覺：發出聲音說「轉換～！」

3　體感：同時拍拍手。

4　體感：身體在上升！撥開天空（上方）！

（高舉雙手，做出撥開自己上方空氣的動作，或是
在想像中進行看看。）

僅此而已。

只要做出動作，有節奏且快樂地重複這個流程，直到心情變得開朗愉快就好了。

像是小孩子在玩的遊戲一樣
「雀躍、輕鬆、快樂」地做吧！

超過60歲的經營者或企業高層人士們一開始也對此感到驚訝，但往往愈優秀的人，愈能天真無邪地去做這件事。

請大家一起開心地加入吧！

「雀躍、輕鬆、快樂」

讓我們來玩一場，把你希望養成，喜歡到想要持續一輩子的愉悅習慣，變成腦的好習慣的遊戲吧！

從培訓課程結束的問卷中，我收到了這些意見。

「工作品質提升了。」

「感受到立即性的變化。」

「不再感到生氣。」

「不再感到疲憊。」

「發現自己以前總是想太多，不再煩惱之後，工作就不可思議地，變得比以前還順手，也順利許多。」

「人際關係變輕鬆了。」

你一定也能獲得比現在更好的結果！

首先，就透過運用「愉悅範例卡片」的「轉換魔法」來幫頭腦養成新的習慣吧。

接著再來喚醒「轉換力」。

腦中轉換魔法

暗號是身體上升！

說出暗號

好習慣
愉悅卡片

壞習慣
壞習慣卡片

（先看下面的卡片，再將視線移到上面的卡片）

由下往上

轉換

身體上升！

「啪」（拍手）

出聲

好習慣
愉悅卡片

壞習慣
壞習慣卡片

（先看下面的卡片，再將視線移到上面的卡片）

由下往上

轉換

往上飄

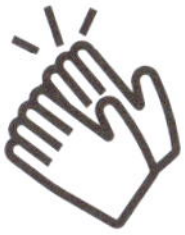

「啪」（拍手）

好習慣
愉悅卡片

壞習慣
壞習慣卡片

（先看下面的卡片，再將視線移到上面的卡片）

由下往上

轉換

身體上升！

往上飄

「啪」（拍手）

先把3次當成1個循環

第7天 4

全速啟動日本人獨有的「3個感覺」！

這個遊戲的重點就是要「快」！

用最淺顯易懂的方式說，它就像是兒童教育中的閃示卡，也就是「讓人瞬間記下資訊的方法」。

大家知道這種以1秒這種轉瞬即逝的節奏，翻閱卡片的東西嗎？

據說這是為了讓擅長「邏輯思考」的「左腦」來不及判斷，讓擅長「視覺理解」的「右腦」優先處理資訊的方式。

長大成人後腦會僵化，為了讓人在會使心情和行動變頑固的「邏輯思考」之前，擷取新的「視覺資訊」，進行「視覺理解」，所以要「快速」移動視線。

優先擷取「視覺資訊」的概念來自「麥拉賓法則」。

心理學家亞伯特・麥拉賓表示，在溝通時影響到腦部的資訊中，語言資訊占7%多，聽覺資訊占38%。

而視覺資訊是最強的，影響腦部的比重高達55%。

換句話說，**依照對腦部影響力大小的順序，連接視覺→聽覺，以及體感，來改變腦部是很有效的方式。**

存在於我們腦中的視覺資訊，就像動畫的賽璐珞膠片原畫一樣，腦會把行動的步驟連續起來，並一幅一幅地記憶起來。

另外，聽覺資訊則像是DJ切換音樂一樣，可以像是從上一首歌切到下一首歌般切換。

聽覺：說了「轉換！」後馬上

體感：用雙手「啪」地拍手

「下方的壞習慣賽璐珞原畫變成好習慣的賽璐珞原畫了！」

接著說：

「腦的壞習慣節奏變成腦的好習慣節奏了！」

這麼做會有錨定（烙印）在腦中的效果。

接下來，身體繼續上升，做出撥開天空（上方）的動作之後，那些壞習慣情景就會從你的體感層面消失。

如果沒辦法做動作，就試著用想像的方式進行。

除此之外，你會覺得自己往上跳躍到新的好習慣情景中，而壞習慣則會被驅趕到天上，彷彿幻化成美好的光一般。

當年我取得NLP（身心語言程式學）培訓員、講師資格時，有一種名為「快速心態轉變法（SWISH Pattern）」的培訓方法，內容是藉由植入新的理想行為來取代不理想的行為，從而改變習慣。

但是，即便成為這個方法的講師，累積了許多經驗，我還是認為這個方法不太適用於日本人，因此而感到煩惱萬分。

因為，在進行之前學員就會問：

「『SWISH』是什麼？老師，為什麼要在這裡發出奇怪的聲音呢？」

我發現這讓他們多少陷入了「邏輯思考」。

此外，由於平時都是用「邏輯思考」處理工作，許多商務人士都會提出這個問題，於是我開始思考，是不是除了視覺、聽覺的SWISH，再加入「體感」比較好？這就是我創造視覺、聽覺、體感遊戲的來龍去脈。

這個適合日本人，讓這3個敏銳的感覺連動，能夠自動「切換」並喚醒腦部的遊戲，就是「轉換魔法」。

當你遇到討厭的事情、內心充滿壓力的時候，只要進行「轉換魔法」，養成喚醒「轉換力」的習慣，工作和人生就會更加「雀躍、輕鬆、快樂」！

下一篇起，會開始介紹把各種腦的壞習慣變成好習慣的卡片，請大家看著卡片進行！

第7天

5-1

【轉換魔法①】

把自己當主角來動腦

當我們遭遇不順利時，就會下意識地去照著別人的人生過活。

找藉口的時候，也會變成配角腦。

明明可以馬上靠自己的手腳直接取得想要的東西，卻要拜託別人說：「我想要那個，幫我去拿。」如此一來，在那一刻對方就成了主角，根據對方的心情，他有可能會幫你拿，也可能不會幫你拿，而你則成了配角。對方無法在你想要的時候幫你拿來那個東西，而你會因此感到焦躁不已。

在你找藉口的那一刻，主角就會變成別人，而你只能過上配角的人生。

因為腦會教你**如何讓自己成為主角去看事情、自我本位化，在自己真正想要的時候、在最佳時機獲得理想分量的東西**，所以一切都會順利。用主角腦掌握一切！然後開拓充滿自我風格的生活。

腦中轉換魔法

轉換「配角腦」

愉悅範例卡片

主角

腦

（先看下面的卡片，再將視線移到上面的卡片）

由下往上

出聲說

轉換

往上飄

「啪」（拍手）

配角

腦

第7天
5-2

【轉換魔法②】

試著每天都活得像天真無邪的3歲小孩一樣

上一個章節提到的「現實檢查機制」是位於顯意識和潛意識之間的守門員。要突破這個守門員，還需要一個簡單的腦習慣。

為了像天真無邪的3歲小孩一樣雀躍、輕鬆、快樂，請你試著對小事表達「感謝」。

試著摸摸自己和對方的頭，好好疼惜彼此。

打造一段可以明確說出「我喜歡這個！」、「我討厭那個！」的時間。

不只是對於眼前的人，把東西、感情、體驗全部都取個名字，叫他們○○先生、○○小姐，進行「擬人化」，光是這樣內心就會感到溫柔與輕鬆。

感到惱火時，就說：「憤怒先生，謝謝你這麼關照我。」就像3歲小孩的遊戲一樣，試著用「先生」這個稱謂呼喚他。

然後神奇的事就發生了！思考轉換至連創傷和壞習慣都能解決的方向，讓腦部獲得重建。

3天，或是1天也行，只要你像3歲小孩一樣把一切事物都擬人化，並對它們說「謝謝」，就會發現創傷和壞習慣都自然而然地得到釋放……也曾有客戶被嚇了一跳。

之所以這麼說，是因為我遇到了催眠能量®，並發現這種用腦方式正是最佳療程。

此外，我之所以會只跟自己覺得「喜歡、好」的人和東西待在一起，是因為我發現，只要對東西說「好可愛」、「謝謝」，所有東西就都會是愛的化身。

你也要去發現，自己是在大量的愛的環繞、擁抱下，受到支持而活著這件事。

無論何時何地，這份愛都會持續給予你活力、勇氣和靈感。

腦中轉換魔法

轉換「大人腦」

愉悅範例卡片

3歲小孩

腦

身體上升！

往上飄

（先看下面的卡片，再將視線移到上面的卡片）

出聲說
轉換

由下往上

「啪」（拍手）

大人

腦

第7天 5-3

【轉換魔法③】
遇見的每個人都是明星

每一個人都是某人心中的明星、男主角、女主角。

請不要忘記，現在仍有人光是因為你的存在，就能獲得活力、勇氣和靈感。

就算你不「勉強、忍耐、過度努力」也沒關係！

「雀躍、輕鬆、快樂」的你是充滿魅力的！

有一句話說：「只要活著就是賺到了。」**也就是說，「你只要活著，只要存在，就對宇宙有所貢獻了」。**

因為有你在，某人就能活得像主角。請回想起來，即便你什麼都不做，光是活著，就有人能因此活下去！

當然，你自己也是明星，是最棒、最強的，因此是有價值的。請你發現自己是獨一無二、只有你才能扮演的宇宙重要角色，挺起胸膛快樂地活下去！

腦中↑轉換魔法

轉換「我這種人……沒有價值腦」!

愉悅範例卡片

每個人都是某人的明星

腦

（先看下面的卡片，再將視線移到上面的卡片）

出聲說轉換

身體上升！

由下往上

「啪」（拍手）

我這種人……沒有價值

腦

第7天

5-4

【轉換魔法④】

將所有的緣分都昇華為喜悅

「總覺得很討厭……我可能跟那傢伙不合？」出現這種徵兆是很幸運的！與年齡、性別、立場、經驗無關，如果把每個人都當自己的老師，也就是「前輩」，日子就會變得無比快樂輕鬆。

大家都是老師，就連感覺很討厭的那傢伙也是！

為了不讓那些問題和討厭的事情在現實中發生，腦會預測主人的未來。腦會用最快的方式，讓未來的主人意識到需要解決的課題，並且為了讓你更容易理解，腦會選擇你身邊的某個人來演示這個問題，無論結果是好是壞，它偶爾都會這樣提醒我們。

雖然腦有時候會派出過於誇張、有個性的人物，但是一想到對方是為了你的未來而演出討人厭的角色，內心就會對他充滿感激。

人生路上邂逅的所有人都是自己的老師！只要能把對方當成「前輩」，就能愉快地喚醒以樂觀角度看待眼前發生的事情的能力！

腦中轉換魔法

轉換「總覺得很討厭……我跟這傢伙不合腦」！

愉悅範例卡片

每個人都是老師！謝謝

腦

身體上升！

往上飄

（先看下面的卡片，再將視線移到上面的卡片）

出聲說轉換

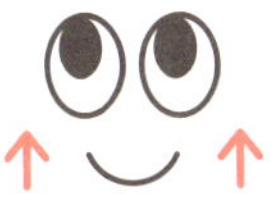

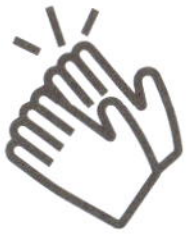

總覺得很討厭……我跟這傢伙不合

腦

第7天 5-5

【轉換魔法⑤】
真羨慕那個人～寫給怨恨腦的你

你曾經「羨慕」過某人嗎？

有沒有過那份「羨慕」不斷累積，轉變成些許的嫉妒、說出不好聽的話，或是做出壞心眼的事情呢？

不管有沒有都OK！沒問題！

不過，要是放著不管……就會陷入絕對無法實現夢想的循環。

在不知不覺間，你就會變成難以達成目標，把所有的成功都往後延的超級可怕腦，所以請好好記住。

我就直說了。

經過多方面的分析，不懂得如何放下「羨慕」別人的情緒，懷著嫉妒心或欺負人的心，達成目標的時間就會延後。

我過去看過太多這樣的人。

就算我建議：「放下羨慕的情緒吧。」有些人還是無法放手，懷抱著嫉妒心或欺負人的心，老實說，這22年來我從沒收到這些人實現夢想的報告！

其實，「羨慕」會轉變成「感謝」！

「下週的主人會怎麼樣呢？」腦會為身為主人的我們投影出未來的樣貌，默默預測我們的未來。

沒錯，所有的邂逅都值得感謝，「謝謝」。

假如那個厲害的人，或是那個有點令人羨慕的人，都是未來的自己呢？

不妨讓自己充滿希望與可能性的未來，變得更加值得期待吧？

因為腦會預測主人的未來，並將未來擺在你眼前，誘惑你。

不妨對著察覺自己的未來，最棒、最強的自己說一聲「真厲害，恭喜」吧？

也順便對那個厲害的人，那個有點令人羨慕的人說一聲，即使是附帶的也沒關係！

試著說說看「真厲害、好棒、恭喜」吧！

如此一來，白白浪費腦力、霸凌和嫉妒這些事情就會從世界上消失。不會再因為與他人比較而患得患失，讓大家生活的更輕鬆、讓真正的腦力與個性的無限能量愉快地大爆發的快樂世界正在前方等著你！

請大家一起說：「真厲害！恭喜！」

腦中轉換魔法

轉換
「真羨慕那個人～腦」！

愉悅範例卡片

預測未來自己的美學

腦

（先看下面的卡片，再將視線移到上面的卡片）

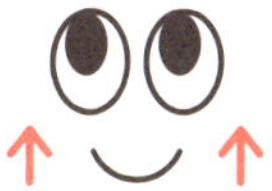

出聲說

轉換

往上飄

「啪」（拍手）

真羨慕那個人～

腦

第7天

5-6

【轉換魔法⑥】
專注發呆

相信大家已經很熟悉了，在顯意識和潛意識之間有一個守門員，也就是名為「現實檢查機制」的腦濾鏡。

接下來要告訴各位一種催眠療法的手法，它是古典的催眠誘導技術，可以最大限度引導出你所擁有的最佳點子，以及你的個人風格。

要做的事很簡單。

就是請你在日常生活中，刻意地、努力地、放心地發呆吧。

「不是吧，這不用你說，我每天泡澡的時候就都在發呆了啊！」

「在回家的電車上，就會自然地發呆了啊！」

「說起來，在回家的車上聽著音樂，不知不覺就開始放空，然後每天都會理所當然地安全回到家！」

大家都有過這種經驗吧。

其實，這種發呆的狀態就是催眠時腦部的狀態，稱為恍惚狀態。在日常生活中，我們也會進入這種能突破現實檢查機制的恍惚狀態，就像是被進行了催眠。

放空、發呆的時候。

例如，泡澡的時候、喝茶或喝咖啡的時候，還有剛才說的，在電車上進入想打瞌睡的舒服狀態時。

在看YouTube、社群平台或電視的時候，也會陷入「啊！沒聽到剛才講了什麼！」不知道剛才媒體播放了什麼畫面、講了什麼的狀態。

這也是陷入催眠的恍惚狀態。

將腦引導至催眠的恍惚狀態，「現實檢查機制」會敞開大門，讓我們更容易進入潛意識。

會湧現許多具建設性的想法，並進一步連結到符合個人風格的獨特腦力，從而產生對當事人而言最理想的選擇。

當腦部受到催眠誘導，進入催眠的放鬆狀態後，不只是感覺舒服而已，你應該還會感到很開心，因為你不用花力氣思考，一切也都能順利進行。

從今天起，當你想太多、煩惱太多的時候，就決定「放空發呆」吧！

試著「決定」發呆吧！

如果你還是感到煩悶，就用雙手抓住此刻在你腦中的東西，像3歲小孩玩遊戲一樣，然後「嘿！」的一聲丟掉。也可以把它們一個一個拿到眼前，連同那份煩悶一起拋開！

接著，說一句「放空發呆～」便開始享受這段屬於自己的時間。

某一刻，你一定會在跨越「現實檢查機制」的潛意識之中，獲得好好活在當下的啟示。

順帶一提，持續這麼做，還會發生更棒的事情。

你的腦會變得容易受到催眠，更容易通過「現實檢查機制」，你的優點將不斷被挖掘出來，潛意識變得愈來愈好運用。不只是腦覺醒，**冥想也會變得愈來愈熟練，成為讓你一生受益無窮的寶貴習慣。**

由於這種「用腦方式」非常簡單，非常推薦生活在動盪新時代、認真過頭的日本人嘗試。

我和客戶都是靠它讓日子變輕鬆、讓工作變順利的，請各位務必一試。

腦中→轉換魔法

轉換「想太多、煩惱太多腦」!

愉悅範例卡片

放空發呆

腦

（先看下面的卡片，再將視線移到上面的卡片）

出聲說**轉換**

身體上升！

往上飄

「啪」（拍手）

想太多、煩惱太多

腦

第7天 5-7

【轉換魔法⑦】

靠一句「不知道」讓事情順利進行

接下來要談論的是，能夠擴展你腦中的選項，能讓你用最快速度達成目標的方法，也就是引導出最佳情況的催眠能量®。

為了實現夢想而想太多的人，大多都懷有許多尚未實現的事情。

其中也有一些人是因為培訓課程的關係，搞錯了適合自己的思維單元（大小），把夢想變得過於具體，因此特地去上了培訓課程，卻還是沒能實現夢想。

最近，我們可以在YouTube或社群平台上輕鬆找到已經傳遍世界的誘導冥想，以及正向思考的話語。另一方面，我們也必須確認，這些東西會不會造成自己「勉強」、「忍耐」、「過度努力」。

雖然正向思考是激勵自己積極向上、實現夢想的工具，但為了更多人的安全，請大家在進行誘導時加上這一句暗示句：

「不知道為什麼，不過全交給你了！」

有些人靠著正向思考實現了最渴望的夢想，然而因為「不管過了多久夢想都無法實現，所以執行的過程逐漸變得痛苦……」

而來找我諮詢的人也陸續增加，因此我要在這裡告訴大家，一個只要掌握好就能一帆風順的重點。

「不知道為什麼，不過夢想實現了！」

接著，為了讓腦記住「夢想實現是理所當然的前提」，要先表達「感謝」。

換句話說，「抽象程度高」等於「能發揮出最大限度的腦力」。

「如果主人還不知道的話，我就告訴你吧！」

腦會告訴你最棒、最強、能用最快速度實現夢想的選項，並把難能可貴的邂逅、金錢和富足送進現實。

我開始運用催眠能量®中特別針對「不知道為什麼」發展而來的正向思考不到一年的時間，就不知道為什麼，用最短時間實現了當作家的夢想。

不知道為什麼，我對在飛機即將降落福岡之前窗外的景色，以及該地的人、食物、土地一見鍾情，暢行無阻地從東京搬到了福岡居住。

住在東京時也獲得很多緣分，但現在得到的緣分遠遠超過當時。不知道為什麼，我與公司經營者或董事長階級的人們交情好到會受邀去吃飯、聚會，還得到了為他們上課的機會。之後，個人VIP課程馬上報名額滿，我也只會接到自己也喜歡、做起來心情會變好的工作。

我很推薦這種不知道為什麼，但是將一切都交給「永遠存在你體內、名為腦的宇宙」的正向思考。

用腦方式是會跟著你一輩子的，請你和我一起學習有趣、愉悅的用腦方式，持續在這個可以得到所有想要的東西、實現夢想的腦中世界暢遊吧。

腦中轉換魔法

轉換
「為了實現夢想
而埋頭苦思腦」！

愉悅
範例卡片

我不知道，交給你了

腦

（先看下面的卡片，再將視線移到上面的卡片）

出聲說
轉換

往上飄

由下往上

「啪」（拍手）

為了實現夢想而埋頭苦思

腦

第7天 5-8

【轉換魔法⑧】自主轉換

大家習慣這個運用卡片施展「轉換魔法」的用腦方式了嗎？

接下來，請運用「填空卡片」，對位於你腦部深處的真心提問。

1　針對「填空卡片」的問題，填上「想戒掉的壞習慣」與「期望的未來」的好習慣！

2　視覺：一開始先看著在步驟1填好的「填空卡片」的壞習慣。

3　聽覺：出聲說「轉換！」

　體感：「啪」地拍手。

4　視覺：視線從範例卡片的壞習慣處，迅速移到好習慣處。

5　體感：身體上升！「做出撥開天空（上方）的動作」，只要不斷重覆這個動作，直到心情變愉快即可。

自主轉換魔法

好

ex.

好案例➡率直表達、懂得依賴人

（先看下面的卡片，再將視線移到上面的卡片）

由下往上

出聲說
轉換

往上飄

「啪」（拍手）

壞

ex.

壞案例➡因為不想被討厭而無法拒絕的壞習慣

自主轉換魔法

未來

ex.

未來➡無論別人說什麼，
都能維持好心情

（先看下面的卡片，再將視線移到上面的卡片）

出聲說
轉換

往上飄

由下往上

「啪」（拍手）

現在

ex.

現在➡被人嚴厲訓話
就會感到沮喪

自主轉換魔法

希望

ex.

無論在誰面前，
都能以最佳狀態侃侃而談

（先看下面的卡片，再將視線移到上面的卡片）

出聲說
轉換

身體上升！
往上飄

由下往上

「啪」（拍手）

現在

ex.

在〇〇面前就會感到緊張，
沒辦法講話

第7天 6

「自己當主角」，在職場上發揮亮眼表現

到目前為止，書中收錄了很多客戶的成功案例和喜悅的意見，希望這些內容能讓拿起本書的你更容易描繪出美好未來的模樣，為了給予你更多的勇氣，我介紹了許多方法。

在我的客戶之中，有人遇到了這些狀況。

「老師，我真的沒做，請您相信我！這是誤會……我的行為被視為騷擾，提交到董事會上討論，今天起**被解除經理的職務，因為失去了職位，所以從下個月起就不能參加培訓課程了……**」

「老師，我的部門3個月後就要裁撤了。由於國外總公司高層有指示，我只能再上3次老師的課了。」

有很多人都面臨了對於商務人士來說最棒的轉機。

因為遭到誤會，過去所做的一切都不被承認，失去一路累積起來的信用，有時候也會感到滿心悔恨、悲傷、憤怒吧。

遇到這種情況時，**可以利用剛才一起做過的「轉換魔法」**來轉換心情。

正因為人生是一場沒有地圖的冒險，就像灰姑娘的故事和英雄的旅程一樣，擁有喜怒哀樂如雲霄飛車般激烈起伏的劇情發展，才夠有意思，才會擁有獨一無二、專屬於你的有趣之處，無論是誰都想為你加油。

雖然一切都是學習，不過身為人生的男主角、女主角，我們永遠都有2條路可以選擇。

1　心態消極，陷入沮喪，氣得發狂，變得情緒化的道路。
2　發揮「轉換力」，選擇愉快又積極的光輝道路，踏上英雄之路，貫徹改變這個地球、這個時代的主角命運，成為被選中0.03%的人！

希望一路參加遊戲到現在的你，可以開心享受主角的命運，把「雀躍、輕鬆、快樂」帶到每天的工作中。

也希望各位都能透過無論發生什麼都能迎刃而解的「轉換力」和「轉換魔法」，成為快樂又開朗的男主角、女主角。

今天也是「腦力覺醒日」

「梨加小姐，光是聽到你的聲音，我就感覺自己充滿了活力！」

「妳這麼開朗、陽光，要是能上電視就好了。」

這些是我在故鄉遇到的患者對我說的話，我到現在都還記得。

我懷著「希望讓至今為止遇見的患者變得更加有活力、更加開朗」的感激之情，而這份心意也讓我成長為真正的醫療人員，進而創立了「腦力覺醒術」。

「為什麼那麼認真努力的人會不順利呢？」

「為什麼無法照著醫療手冊進行？」

「患者的壓力根源是什麼？」

「治不好的根本原因是什麼？」

諸如此類，在我面對醫療的同時，每天不斷煩惱、思考的時候。

有一天，我發現了一件事。

「對了！或許是父親說的『病從氣來』！」

從那之後，我幾乎可以說是付出了「人生的全部」，全心全意投入以心理學、腦科學、氣學為首的學問之中。

時光流逝——

如今我在沒有親戚朋友的福岡，自己過著快樂的日子，並持續進行腦力覺醒。

這一切都是多虧了開朗、友善的福岡人以及緣分。一直以來謝謝你們。

還有石川塾的負責人——石川和男老師。石川老師曾說：「寵愛腦聽起來很有趣，既然是對這個時代不可或缺的事情，就得傳達給更多人知道！」

說是這句話促成了本書的誕生，可是一點也不為過。謝謝您。

接下來是平時關照我的客戶，以及心理商務學校™的學員。都是多虧了對我關照有加的各位，弊公司——白星實驗室才能覺醒成為法人。謝謝你們。

最後，我要感謝讓我學到很多東西的父親雅夫、母親靜子，以及妹妹Yukyattsu、弟弟Maarin、父母雙方家族、山田家、上打田內家的各位。

從今以後，姊姊也會繼承「母親的賢淑與大地般的母性，以及來自父親的『病從氣來的醫食同源及笑容之力』」基因，流傳後世！

一切都是有意義的必然！

感謝至今為止遇見的所有人，

以及這次，跟我一起踏上了「最強腦力覺醒之旅」的各位讀者。

「腦力覺醒術」也是一種實踐性的方法。

內文中介紹了在每天的工作中，在人生路上，在自己心情愉悅的狀態下，發揮最大腦力的方法。

此時此刻，以及接下來的每一天都是最棒的「腦力覺醒日」，是一件非常快樂的事，請各位好好享受「自己當主角」的上班生活以及人生！

下次再見！

心靈創造家®
白星實驗室股份有限公司
代表董事　山田梨加

臨床研究時期，如果沒有透過書籍和進修認識各位老師，就不會有「現在的我」，也無法看到客戶們的笑容及【腦力覺醒】的瞬間，體會到如此巨大的喜悅。

因此，我要把自己當時讀過、給了我很多幫助的書籍，介紹給對於更深入的【腦力覺醒】感興趣的讀者。

- 『NLPタイムライン・セラピー』（2007年）
  タッド・ジェームス著&ワイアット・ウッドスモール著　ヴォイス
- 『「影響言語」で人を動かす』（2010年）
  シェリー・ローズ・シャーベイ著　実務教育出版
- 『SUPER BRAIN』（2014年）
  ディーパック・チョプラ著　村上和雄翻訳　保育社
- 『あなたは「意識」で癒される』（2017年）
  ディーパック・チョプラ著　フォレスト出版
- 『宇宙のパワーと自由にアクセスする方法』（2014年）
  ディーパック・チョプラ著　フォレスト出版
- 『スイッチ・オンの生き方』（2011年）
  村上和雄著
- 『言葉を変えると、人生が変わる～NLPの言葉の使い方』（2008年）
  クリスティーナ・ホール著　ヴォイス

- 『こころのウイルス』(2001年)
  ドナルドロフランド著　英治出版
- 『NLPコーチング』(2006年)
  ロバート・ディルツ著　ヴォイス
- 『天才達のNLP戦略』(2008年)
  ロバート・ディルツ著　ヴォイス
- 『NLP実践マニュアル』(2007年)
  ジョセフ・オコナー著　チーム医療
- 『ミルトン・エリクソンの催眠テクニックI【言語パターン篇】』(2012年)
  リチャード・バンドラー著　春秋社
- 『ミルトン・エリクソンの催眠テクニックII【知覚パターン篇】』(2012年)
  リチャード・バンドラー著　春秋社
- 『コーチングのすべて―その成り立ち・流派・理論から実践の指針まで』(2012年)
  ジョセフ・オコナー著&アンドレア・ラゲス著　英治出版
- 『NLPイノベーション:〈変革〉を起こす6つのモデル&アプリケーション』(2013年)
  マイケル・ホール著&シェリー・ローズ・シャーベイ著&ティム・ホルバム著&クリス・ホルバム著　春秋社
- 『英雄の旅 ヒーローズ・ジャーニー 12のアーキタイプを知り、人生と世界を変える』(2013年)
  キャロル・S・ピアソン著　実務教育出版

Interior design by Shiori KIRAI(entotsu)
Interior illustrations by Uchi MATSUMOTO
First published in Japan in 2023 by Daiwashuppan, Inc.
Traditional Chinese translation rights arranged with PHP Institute, Inc., Japan.
through CREEK&RIVER Co., Ltd.

大腦潛能
7天解鎖最強專注力與生產力

出　　版／楓書坊文化出版社
地　　址／新北市板橋區信義路163巷3號10樓
郵政劃撥／19907596 楓書坊文化出版社
網　　址／www.maplebook.com.tw
電　　話／02-2957-6096
傳　　真／02-2957-6435
作　　者／山田梨加
翻　　譯／王綺
責任編輯／陳亭安
內文排版／謝政龍
港澳經銷／泛華發行代理有限公司
定　　價／400元
初版日期／2025年5月

國家圖書館出版品預行編目資料

大腦潛能：7天解鎖最強專注力與生產力／山田梨加作；王綺譯. -- 初版. -- 新北市：楓書坊文化出版社, 2025.05
面；　公分

ISBN 978-626-7548-79-0（平裝）

1. 健腦法 2. 注意力

411.19　　114002455